Todavía estoy aquí

Una nueva filosofía para el cuidado de las personas con Alzheimer

PSICOLOGÍA Y AUTOAYUDA

JOHN ZEISEL

Todavía estoy aquí

Una nueva filosofía para el cuidado de las personas con Alzheimer

EDAF

MADRID - MÉXICO - BUENOS AIRES - SAN JUAN - SANTIAGO - MIAMI
2011

Título original: *I'm Still Here.*

© 2009. John Ziesel.
© De la traducción: María del Puerto Barruetabeña.
© 2011. De esta edición, Editorial EDAF, S. L. Jorge Juan, 68. 28009 Madrid,

Editorial Edaf, S. L.
Jorge Juan, 68. 28009 Madrid
http://www.edaf.net
edaf@edaf.net

Ediciones-Distribuciones Antonio Fossati, S. A. de C. V.
Cerrada General Cándido Aguilar, 2; Col. San Andrés Atoto
Naucalpan Edo. de México - C. P. 53500 México D. F.
Tfno. sin costo: 01(800)5573733
edadmexicoclien@yahoo.com.mx
edafmexicoadmon@yahoo.com.mx

Edaf del Plata, S. A.
Chile, 2222
1227 Buenos Aires (Argentina)
edafdelplata@edaf.net

Edaf Antillas, Inc.
Av. J. T. Piñero, 1594 - Caparra Terrace (00921-1413)
San Juan, Puerto Rico
edafantillas@edaf.net

Edaf Antillas
247 S. E. First Street
Miami, FL 33131
edafantillas@edaf.net

Edaf Chile, S. A.
Coyancura, 2270, oficina 914. Provicencia
Santiago, Chile
edafchile@edaf.net

Marzo de 2011

ISBN: 978-84-414-2675-7
Depósito legal: M-9.353-2011

PRINTED IN SPAIN   IMPRESO EN ESPAÑA
Gráficas Cofas, S.A. -Pol. Ind. Prado de Regordoño- Móstoles (Madrid)

Para todos los residentes, familiares, personal y colegas de Hearthstone Alzheimer Care y Hearthstone Alzheimer's Foundation, de los que he aprendido muchísimo y que me han ayudado a convertir una idea y un sueño en realidad.

ÍNDICE

NOTA DEL AUTOR

Si alguno de los lectores desea compartir su historia conmigo y con otras personas de mi equipo, que me escriba al siguiente correo electrónico: MyStory@ImStillHere.org. Les invito a compartir experiencias personales en las que se hayan sentido tocados por la compasión, reacciones tras haber seguido la rutina de meditación consciente que se describe al final de este libro, o conclusiones a las que hayan llegado a partir de su ejercicio como cuidadores. A todo eso yo lo llamo «los dones del Alzheimer».

La dirección de mi blog es www.ImStillHere.org, y en él podrán encontrar reproducciones de cuadros y otros materiales visuales que menciono en este libro.

1

ACEPTAR EL ALZHEIMER

Una nueva filosofía para el cuidado de las personas con Alzheimer

¿Por qué algunos comportamientos, productos e ideas inician epidemias y otros no? ¿Y qué podemos hacer nosotros deliberadamente para desencadenar y controlar nuestras propias epidemias positivas?

MALCOLM GLADWELL

L A primera vez que entré con contacto con los desafíos que supone la atención a las personas que viven día a día con el Alzheimer fue hace unos quince años, cuando el director de una residencia de ancianos me pidió consejo para la creación de un programa especializado y la adaptación del diseño de sus instalaciones. Esta persona se dirigió a mí por mi formación en diseño ambiental, y su motivación nacía del hecho de que la mayoría de las camas que tenía reservadas para los enfermos de Alzheimer en su Unidad de Cuidados Especializados estaban vacías. En aquel momento no tenía ni idea de que eso se iba a convertir en la tarea principal de mi vida. Pero así fue, porque esa petición algo desabrida acabó introduciéndome en un campo que necesitaba una profunda redefinición.

Mi abuelo, al que todos llamábamos «Apus», vivía con mi familia en el Upper West Side de Manhattan, en Nueva York. Decíamos que estaba «senil», pero estaba claro que era un miembro de la familia con ciertas capacidades, aunque hubiera muchas cosas que no pudiéramos pedirle. Nunca consideré su condición de senilidad como una enfermedad. Esa era la forma de hacer las cosas antes.

Hoy, solo en Norteamérica hay cinco millones de personas que viven con el Alzheimer, cada una de las cuáles tiene una media de cinco cuidadores, lo que hace un total de veinticinco millones de cuidadores. Si hablamos de todo el mundo, estas cifras se disparan hasta los cincuenta millones de personas que viven con el Alzheimer y doscientos cincuenta millones de cuidadores. Atender a estas personas se ha convertido en una importante industria médica: el número de residencias aumenta rápidamente y los medicamentos contra el Alzheimer generan ingresos de miles de millones al año. Los fármacos que existen en la actualidad, y los que aún están en fase de ensayo para generar esperanza en las generaciones futuras, como mucho retrasan la enfermedad unos cuantos meses o años, pero no la eliminan. Por tanto, el pronóstico para el futuro es que habrá mucha más gente en las primeras fases del Alzheimer que vivirá con la enfermedad todavía más tiempo que en la actualidad.

En los últimos quince años he aprendido que tratar a las personas con Alzheimer como lo hacíamos antes, tanto si viven en la casa familiar, en residencias asistidas o en residencias comunes, es una manera de conseguir que se sientan mejor. Para tratar a los enfermos de Alzheimer como personas y no como pacientes lo primero que tenemos que hacer es darnos cuenta de sus capacidades y también de las cosas que han perdido. Hay que ver a la persona a través de la niebla de la enfermedad, y para ello debemos utilizar tratamientos tanto farmacológicos como no farmacológicos.

En todos estos años no he abandonado este campo porque me he ido dando cuenta gradualmente de que todas las lecciones que he aprendido sobre la vida con gente con Alzheimer se pueden aplicar a otras personas con discapacidades físicas, sensoriales y cognitivas. Los principios de tratamiento utilizados con los enfermos de Alzheimer son igualmente válidos para el autismo, la enfermedad mental, el retraso mental, el trastorno bipolar, la diabetes, el sida e incluso para un simple resfriado o un esguince de tobillo. De hecho, los principios fundamentales que describo en este libro son universales.

También las personas que viven día a día con el Alzheimer me han inspirado para permanecer en este campo. La forma en que la enfermedad les afecta el cerebro hace que se vuelvan excepcionalmente perceptivos, que aumente su creatividad y que se exacerbe su inteligencia emocional a lo largo de los años.

He desarrollado y puesto a prueba estas teorías durante la última década y media dirigiendo residencias asistidas de tratamiento del Alzheimer en Massachusetts y Nueva York. Los llamamos «centros de tratamiento» porque el entorno físico, la comunicación y los programas funcionan de forma independiente para reducir los síntomas de los residentes, incluyendo la agitación, la ansiedad, la agresividad y la apatía. *Todavía estoy aquí* es el resultado de las lecciones que he aprendido de este grupo de gente y de mi compromiso de difundir este mensaje optimista.

La existencia de este libro responde a que no es agradable para nadie vivir con el Alzheimer pero, al menos hasta la fecha, no hay cura para esta enfermedad. *Todavía estoy aquí* intenta ver el lado positivo de la enfermedad, el vaso medio lleno en lugar de medio vacío. Yo abogo por tratar a las personas con Alzheimer primero como «personas» y después como enfermos. Defiendo también que debemos incluir a las personas con Alzheimer en la sociedad, en los museos y los teatros, por ejemplo. Suelo explicar que las personas pueden vivir con el Alzheimer durante más de una década y la mayor parte de ese tiempo son capaces de seguir con su vida con menos ayuda de lo que la mayor parte de la gente cree, divertirse e incluso aprender cosas nuevas. Asimismo, es importante que la gente que se ocupa de cuidarlos pueda mantener con ellos relaciones positivas y compartir recuerdos emotivos durante todo el curso de la enfermedad mediante fotografías, música, arte, historias personales y visitas a museos y otros acontecimientos culturales y sociales.

Todavía estoy aquí es una invitación a ver el mundo de forma diferente basándose en las realidades que surgen si se mira la situación en su conjunto; no habrá una cura en un futuro próximo, pero millones de personas con Alzheimer pueden vivir unas vidas activas y no verse encerrados en instituciones y ocultos a los ojos de la sociedad, y la forma en que sus cuidadores vean la enfermedad (positiva o negativamente) tendrá un impacto notable en la persona que la sufre.

En este libro se hace hincapié en dos mensajes que son fruto del sentido común, pero que a menudo se pasan por alto:

1. Hay habilidades y capacidades de las personas con Alzheimer que no se reducen con el paso del tiempo, o que lo hacen más lentamente, y que por ello precisamente proporcionan ventanas para la conexión y la comunicación.
2. Gracias a esas ventanas surgen oportunidades de establecer y construir nuevas y estimulantes relaciones que pueden servir de apoyo para nosotros y para ellos y, con el tiempo, mejorar también sus cuidados y su bienestar.

Para interiorizar y traducir estos dos mensajes hace falta comprender lo siguiente:

— El amor es un lenguaje universal que puede comprenderse aun en momentos muy avanzados de la enfermedad y hasta el fin de la vida. Si todos los que tienen alguna relación con la enfermedad aprenden a decir «te quiero» a la persona que la sufre, esta lo comprenderá y estará más presente, posibilitando que las relaciones crezcan.

— Todo el mundo tiene capacidades preexistentes e instintivas que se pueden aprovechar para construir una relación, por ejemplo la capacidad de comprender la música, las expresiones faciales y el contacto humano (el significado de una canción, una sonrisa o un abrazo). Utilizar estas capacidades innatas permite a todos los que viven con el Alzheimer funcionar mejor de lo esperado, porque nunca se sienten perdidos.

— Los recuerdos no se almacenan solamente en una parte del cerebro en la que podamos meter un DVD y recuperarlos cuando queramos. Más bien atesoramos atributos de las experiencias en diferentes partes del cerebro (caras en una parte, colores en otra, emociones relacionadas con experiencias en otra…) y después utilizamos para recuperarlas una función cerebral, que es algo así como cuando en *Star Trek* alguien dice: «Teletranspórtame, Scotty». El arte, la música, el entorno y una comunicación eficaz con el enfermo contribuyen a que esos recuerdos reaparezcan y vuelvan a unirse, igual que cuando Scotty trae de vuelta al capitán Kirk y su tripulación a bordo de la nave *Enterprise* y reúne de nuevo las moléculas de sus cuerpos separadas por la teletransportación.

— El Alzheimer es tratable, y el mejor tratamiento es aquel que establece un equilibrio entre los enfoques farmacológico y no farmacológico. El tratamiento no farmacológico incluye una planificación y gestión meticulosa tanto del entorno social como del físico de la persona.

— Es importante que todos los cuidadores que se vean agobiados por la culpa recuerden que el Alzheimer es una enfermedad orgánica del cerebro y que compartir las tareas relacionadas con el cuidado con alguna otra persona significa mantener una promesa, no romperla.

— Los cuidadores se ponen enfermos más a menudo que las personas de las que se ocupan; los que cuidan de personas con Alzheimer tienden a olvidarse de cuidar de sí mismos, así que enferman más a menudo y durante periodos más largos que las personas a las que cuidan. Cuidarse a uno mismo es la mejor manera de ayudar a la gente que queremos.

— Las personas con Alzheimer viven en el momento presente. Recordarnos que debemos permanecer en el momento presente es el primer paso para acercarnos a la mente de una persona que vive con el Alzheimer. Ser totalmente conscientes de nuestra respiración a través de la meditación puede ayudarnos a experimentar la importancia del momento fugaz: la experiencia del Alzheimer. Eso es lo máximo que podemos acercarnos a estar donde estamos, al mismo tiempo y en el mismo sitio que la persona que queremos y que vive con el Alzheimer.

Muchas personas olvidan cosas según se van haciendo mayores. Eso no es Alzheimer. *Todavía estoy aquí* pretende ayudar a comprender los profundos cambios que sufre una persona con Alzheimer. Entenderlos es la mayor defensa contra el miedo con el que vivimos todos (un miedo que la comunidad de investigación y las organizaciones que se dedican a recaudar fondos desafortunadamente se dedican a alimentar en su deseo por conseguir financiación) y nos acerca a la compasión, un ingrediente necesario para tratarse bien a uno mismo y para ser capaz de darse a la persona que pasa por la enfermedad.

Una vida con Alzheimer puede verse como un vaso casi lleno o uno completamente vacío; ambas visiones son una percepción mental. Este libro ofrece una visión positiva de lo que es vivir con Alzheimer que puede ser el principio de una vida con calidad para todos los implicados y de un tratamiento efectivo. En este libro el vaso del Alzheimer está algo más que medio lleno.

Una persona que vive con el Alzheimer es primero una *persona* y después, y solo después, alguien con una enfermedad. El mundo actualmente ve el Alzheimer como si la persona estuviera casi totalmente perdida una vez que le dan un diagnóstico de Alzheimer. Perdida para sí misma y para los que la quieren. Un diagnóstico de Alzheimer se ve como una «sentencia». Pero no es así. Durante los más de diez años de desarrollo de la enfermedad, la persona que la sufre se pasa la vida gritando: «¡Todavía estoy aquí!». Hace falta que todos oigamos ese grito antes de que se ahogue por completo.

Este libro describe cuánto queda con vida y vitalidad en el cerebro de una persona que vive con la enfermedad de Alzheimer y muestra cómo ciertas partes del cerebro permiten que alguien con la enfermedad experimente las cosas con una sensibilidad más exacerbada que antes.

Si confiamos fundamentalmente en los fármacos para aliviar los síntomas del Alzheimer (o lo que la mayoría de la gente cree que son los síntomas), tenemos pocos tratamientos disponibles para eso en la actualidad. Algunos fármacos para evitar el deterioro cognitivo funcionan relativamente, pero muchos tienen efectos secundarios. Ciertos fármacos estabilizadores del estado de ánimo pueden reducir los comportamientos conflictivos, pero normalmente para ello hay que pagar el precio de reducir la calidad de vida de la persona.

Para evaluar el impacto que tienen los medicamentos y los tratamientos no farmacológicos sobre los síntomas del Alzheimer, primero tenemos que ponernos de acuerdo en qué son síntomas y qué no lo son. Por ejemplo, sabemos que un síntoma del Alzheimer es la dificultad para enfrentarse a situaciones complejas, y que cuando la persona se ve ante estas situaciones difíciles, lo normal es que se sienta frustrada, agitada y a veces reaccione de forma agresiva. El síntoma es la pérdida de la función ejecutiva en los lóbulos frontales del cerebro y la consiguiente dificultad para enfrentarse a circunstancias complejas. A los otros efectos solo podríamos calificarlos de síntomas secundarios o terciarios, si es que se les puede llamar síntomas. En el capítulo siguiente desarrollaré estas diferencias y explicaré lo importante que es notarlas para poder desarrollar tratamientos que funcionen y para que los cuidadores puedan crear relaciones positivas con las personas que viven con Alzheimer.

Los tratamientos ambientales o conductuales, *no farmacológicos*, pueden tener resultados increíbles con muy pocos efectos negativos. Algunos síntomas que todo el mundo cree que son parte intrínseca de la enfermedad e inevitables pueden verse reducidos. Aquí hay un nuevo mensaje que merece la pena escuchar: las personas que viven con el Alzheimer siguen siendo personas. El Alzheimer es tratable. No cejen en el empeño.

Llegados a este punto, sería comprensible que los lectores me preguntaran: «¿Qué quiere decir con que "no cejemos en el empeño"?». Bueno parte de lo que oímos, leemos o vemos sobre el Alzheimer nos muestra a las personas que viven con el Alzheimer como a gente que tiene una enfermedad y que no es capaz de seguir interactuando con su ambiente, de relacionarse con los demás, y que ha perdido la imagen de sí mismos. Pero para poder construir relaciones sanas con las personas que viven con el Alzheimer, cada uno de nosotros tiene que conectar con las capacidades y habilidades de esa persona que no se ven reducidas con la progresión de la enfermedad, o que si disminuyen, al menos lo hacen más gradualmente. Cuando escuchamos música o visitamos un museo con una de estas personas estamos construyendo una relación así. Y también estamos consiguiendo una reducción de esos síntomas secundarios y terciarios del Alzheimer. Las personas con Alzheimer que utilizan las partes de sus cerebros que siguen funcionando bien se sienten capaces y competentes y sufren menos apatía, agitación, ansiedad y demuestran menos agresividad.

El Alzheimer se ha presentado siempre bajo una luz completamente negativa, no solo en las películas y los anuncios modernos, sino también en la literatura clásica. Aunque Shakespeare no sabía en su época que estaba escribiendo sobre el Alzheimer, él también nos mostró la misma imagen. Al final del famoso parlamento de Jaime sobre las siete edades del hombre, en el segundo acto de *Como gustéis*, Shakespeare describe indirectamente el hecho de vivir con la enfermedad de Alzheimer en la vejez como «la segunda niñez y el olvido total»:

> El mundo es un gran teatro,
> y los hombres y mujeres son actores.
> Todos hacen sus entradas y sus mutis
> y diversos papeles en su vida.
> Los actos, siete edades. Primero, la criatura,
> hipando y vomitando en brazos de su ama […].
> La escena final de tan singular y variada historia
> es la segunda niñez y el olvido total,
> sin dientes, sin ojos, sin gusto, sin nada.

Aunque se trata de una poética manera de decirlo, no es exacta. No es difícil enumerar las razones por las que la analogía entre el Alzheimer y la niñez resulta imprecisa. Un niño tiene una historia y unos recuerdos limitados, mientras que las personas ancianas, tengan o no Alzheimer, tienen una larga historia de experiencias. Han vivido durante varias eras históricas, en varias ciudades o incluso países y han experimentado cómo el mundo cambiaba a su alrededor de formas significativas. Han visto el desarrollo de la tecnología y diferentes agitaciones políticas. Muchos han tenido hijos y nietos. Saben reparar cosas rotas, cocinar, construir casas, enseñar, escribir, pintar, tocar el piano, hacer punto... (por decir unas cuantas cosas que no saben hacer los niños). Han tenido experiencias vitales personales muy profundas. Algunos han luchado en guerras, marchado por la paz, sufrido en campos de concentración o se han tenido que alejar de sus países de nacimiento para convertirse en refugiados. Han tenido trabajos con responsabilidad y han recibido honores por sus logros. Claramente no son como los niños.

Otra percepción inadecuada de una persona a la que se le acaba de diagnosticar Alzheimer es la de que ya no tiene futuro; un diagnóstico de Alzheimer es una sentencia fatal. La enfermedad puede desarrollarse durante diez o quince años, un periodo de tiempo que sin duda constituye un futuro. «¿Pero qué tipo de futuro puede ser ese para alguien que no recuerda a sus hijos o que no sabe dónde está?», suelen preguntar las personas que no conocen la enfermedad. Al hacer esa pregunta se está asumiendo que los recuerdos se han ido, cosa que no es cierta; solo se van haciendo cada vez más inaccesibles sin ayuda. También se asume que el futuro se basa en el pasado y en los recuerdos de este. Y eso tampoco es cierto. El futuro se basa en muchos momentos presentes, momentos que la persona experimenta plenamente todos los días, en cada minuto de esos días. El futuro para las personas que viven con Alzheimer puede implicar nuevas relaciones, calidad de vida y felicidad. Pero para tener un futuro así hace falta que nosotros nos demos cuenta de que la persona que vive con Alzheimer es una persona nueva y diferente a la antigua persona que ha sido siempre, pero que ya no es ni va a ser nunca más. Tampoco las relaciones que establezcamos con ella pueden ser las mismas. Aunque sigamos siendo importantes para esa persona y nos siga queriendo y nosotros a ella, debemos tener nuevas expectativas y construir un relación completamente nueva. El primer paso es descartar las viejas expectativas y las relaciones que limitan nuestra capacidad de ver a la persona y relacionarnos con ella de una forma nueva.

La propia persona, así como todos los miembros de su familia, tienen la llave para conseguir que toda la historia familiar mire al futuro. Cada miembro de la familia tiene una llave para el pasado, el presente y el futuro. Cada persona sabe y puede compartir con los demás los motivos y las escenas principales de su vida grabados en la memoria. Cuando los miembros de la familia estén presentes, la persona recordará quién es cada persona y quién es ella, incluso aunque no pueda recordar siempre su nombre o algún vínculo en concreto. Los familiares saben cómo leer los estados de ánimo y el lenguaje corporal de la persona que quieren, saben cómo hacerla feliz y cómo mejorar su calidad de vida mejor que nadie, y son la clave para identificar y entender lo que ella cuenta. A su vez, la persona que vive con el Alzheimer conoce los estados de ánimo y el lenguaje corporal de los miembros de su familia. Es un proceso mutuo de comprensión que no acaba con el diagnóstico.

Cada miembro de la familia o allegado de una persona que vive con el Alzheimer ha tenido alguna vez la experiencia de que esa persona le pregunte: «¿Quién eres?», o de que le repita una pregunta que le ha contestado ya solo unos minutos antes. «Se le ha olvidado», suele decirse la gente. Sí, tienen problemas para recordar ciertas cosas que su cerebro no les deja grabar en su memoria a largo plazo. El capítulo 3 describe las regiones del cerebro, las que se ven más afectadas y las que guardan la promesa de construir fuertes relaciones porque todavía no están dañadas, información que hay que entender para poder llegar hasta la persona que hay detrás del Alzheimer.

Recordar un nombre o una pregunta que se acaba de hacer es solamente una pequeña parte de sus recuerdos o de cualquiera de los nuestros. ¿Qué pasa con los recuerdos emocionales de los tiempos felices y tristes que no se pueden expresar con palabras? ¿Qué con la sonrisa duradera cuando su nieta le abraza y le dice cuánto le quiere? Los recuerdos que se almacenan en el cerebro son de diferentes tipos, cada uno de los cuales nos proporciona una oportunidad de comunicación y comprensión.

RECUERDOS QUE TODAVÍA ESTÁN AHÍ

RECUERDOS SENSORIALES

Recuerdos olfativos (olores o fragancias).
Recuerdos táctiles.
Recuerdos visuales.
Recuerdos corporales.
Recuerdos musicales.
Recuerdos gustativos.
Recuerdos sonoros.
Recuerdos corporales propioceptivos.

RECUERDOS EMOCIONALES

Momentos de alegría.	Recuerdos tristes.
Recuerdos de miedo.	Recuerdos de dolor.
Recuerdos de amor.	Entusiasmo.
Arrepentimiento.	Impresiones fuertes.
Compasión.	

RECUERDOS CORPORALES

Tener un hijo.	Montar en bicicleta.
Chutar un balón.	Colocar una pelota de golf.
Bailar el *fox-trot*.	Romperse una pierna.
Llevar un gran peso.	

RECUERDOS DE HABILIDADES

Cocinar.	Bailar.
Dibujar.	Hacer punto.
Jugar a los bolos.	Coser.
Cavar.	

RECUERDOS INHERENTES

El sol.	Las sonrisas.
Una chimenea.	

RECUERDOS DE ACTIVIDADES ARTÍSTICAS

Pintura.	Poesía.
Música.	Escultura.
Baile.	

RECUERDOS MEDIOAMBIENTALES

El color.	Un lugar.
Los objetos.	Las texturas.
Recuerdos de estados	Memoria espacial.
de ánimo relacionados	
con el entorno.	

RECUERDOS AUTOBIOGRÁFICOS

Recuerdos de periodos vitales (la infancia, el colegio, los años de pubertad).

Diversos acontecimientos (ir de caza, ir a la playa, ir a cortar leña…).

Recuerdos de acontecimientos especiales.

Recuerdos familiares (su boda, la graduación en la universidad de su hijo…).

RECUERDOS DE CANCIONES

Canciones populares.	Himnos religiosos.
Canciones infantiles.	Música militar.
Música de baile.	

RECUERDOS DE HISTORIAS

Cómo conoció a su mujer/marido.

Recuerdos de cuando era niño.

Acontecimientos de la infancia.

La primera película que vio.

Cuentos de hadas.

RECUERDOS COLECTIVOS: ACONTECIMIENTOS IMPORTANTES QUE SE HAN VIVIDO

Segunda Guerra Mundial.

El Día D.

El apagón de Nueva York.

Elvis Presley en *El show de Ed Sullivan*.

El asesinato de Kennedy.

El 11 de septiembre.

RECUERDOS DE NORMAS SOCIALES

Modales en la mesa.

Saludar a alguien que viene de visita.

Comportarse en las fiestas.

Comportarse en las ceremonias religiosas.

Comportarse en una boda.

Simplemente decir hola.

RECUERDOS EN LA PUNTA DE LA LENGUA

Nombres que recuerdan pero que no son capaces de llegar a decir *sin una pista.*

RECUERDOS DE COSTUMBRES (APRENDIDAS)

Comer con palillos.

Dejar las gafas en el mismo sitio todas las noches.

Poner la mesa siempre de la misma forma.

LOS SIGUIENTES TIPOS DE RECUERDOS SE VEN MÁS COMPROMETIDOS QUE LOS ANTERIORES

MAPA COGNITIVO / RECUERDOS DE CÓMO LLEGAR A LOS SITIOS

«Sé dónde estoy cuando estoy ahí, sé dónde voy si puedo ver el lugar al que me dirijo, y sé adónde iba cuando llego allí.»
Llegar al baño por la noche sin encender la luz.
Encontrar el camino hasta un escondite de la infancia.
Volver a casa desde cualquier lugar.

RECUERDOS FACTUALES (APRENDIDOS)

Cosas que «tengo que saber» (por ejemplo los nombres de los reyes o los cumpleaños de mis nietos).
Recuerdos «de examen»; cosas que alguna vez supe de memoria.

RECUERDOS DE SECUENCIAS COMPLEJAS

Cepillarse los dientes.
Organizar una comida.
Cocinar una comida complicada.
Vestirse.
Ponerle un pañal a un bebé.
Hacer la maleta para un viaje.

RECUERDOS DE MENSAJES

Recordar lo que alguien acaba de decir.
Recordar a una persona que se ha conocido hace poco que solo se ha visto una vez.
Recordar un mensaje que te acaban de dar por teléfono.
Una llamada que acaba de colgar.
Un número de teléfono.

Una persona con Alzheimer y sus cuidadores pueden recurrir fácilmente a todos estos recuerdos, excepto los que están al final de la lista. Y es posible llegar a acceder a los recuerdos de mensajes, del aprendizaje factual, los recuerdos de cómo llegar a los sitios y los de secuencias complejas con las aproximaciones apropiadas y la comunicación.

Cuando las personas con Alzheimer se van haciendo mayores, retienen ciertos recuerdos mejor que otros. Algunos son de habilidades tan arraigadas que se expresan solas sin que la persona llegue a pensarlo, como por ejemplo hacer punto, unir con clavos dos piezas de madera, colocar una pelota de golf o tocar un instrumento musical. Otras están grabadas intrínsecamente en nuestro cerebro, como cuidar a otra persona en un momento de necesidad, ver el significado de una obra de arte o golpear con el dedo rítmicamente siguiendo la música. Sean cuales sean esas habilidades, todo el mundo las tiene y todo el mundo puede ponerlas en práctica si se le dirige hacia ellas con cuidado y sensibilidad.

Hace poco fui con una amiga a visitar a su ex suegra. Al llegar le hice un comentario sobre el precioso suéter de punto que llevaba. Nos dijo que lo había tejido ella y que siempre había hecho suéteres para ella y sus hijos cuando eran pequeños. Mi amiga, que también hace punto bastante bien, dijo rápidamente que a ella le gusta hacer punto pero que necesitaba que alguien la ayudara a mejorar. Desde entonces hasta ahora todas sus visitas incluyen una breve lección de punto. Mi amiga llevó las agujas de tejer, un ovillo de lana y sus ganas de aprender. Su ex suegra puso sus habilidades a la hora de hacer punto y su profundamente arraigado sentido de ayudar a otra persona enseñándole nuevas formas de tejer. Los recuerdos que quedan de estos encuentros sirven para cimentar la nueva relación que han desarrollado dos viejas amigas.

Todo el mundo tiene sus propias capacidades únicas: leer un periódico en voz alta a otras personas, cantar, la jardinería o el baile. Sean las que sean, están ahí y es tarea nuestra descubrirlas, darles valor y aceptarlas para que todas las personas que viven con el Alzheimer, no importa en que fase del progreso de la enfermedad estén, mantengan su dignidad, su independencia y el respeto por sí mismos.

Las personas que viven con el Alzheimer también mantienen un importante poder de observación, aunque tengan dificultades para reflexionar sobre lo que han visto. Si se enfrenta a una situación objetiva, una persona en cualquier fase de Alzheimer puede describir con gran claridad lo que ve. No se verá coartada, como muchos otros, por pensamientos reflexivos y autocríticos como por ejemplo: «¿Debería decir eso?» o «¿Es eso lo adecuado para esta situación?». La capacidad de observar y apreciar hace que las personas que viven con el Alzheimer sean inigualables a la hora de escuchar y hacer compañía. Ven muchas cosas que nosotros damos por supuestas (y en las que, por tanto, no nos fijamos), tanto si están dando un paseo por el parque, como cruzando un centro comercial. Tienen cosas interesantes y muchas veces graciosas que decir. Esa persona que usted quiere y que vive con esta enfermedad es un compañero maravilloso.

Las personas que viven con el Alzheimer son artistas, actores y una audiencia atenta. Un artista se expresa desde el corazón, evita ser abiertamente autocrítico y puede expresar con toda naturalidad su «ser» en su arte. El hecho de que su «comparador» cerebral no funcione a pleno rendimiento, hace que muchas personas que viven con el Alzheimer sean mejores artistas de lo que eran antes de la enfermedad. Al igual que las personalidades artísticas e ingeniosas a las que no les importan nada las reglas de la sociedad y no desisten de sus metas creativas ni aunque se vean ante obvias dificultades, las personas que viven con el Alzheimer suelen ser más libres, más sinceras y más expresivas que la mayoría de las personas.

El programa Artistas para el Alzheimer (ARTZ, según sus siglas en inglés), del que hablaré en el capítulo 4, es un programa multifacético que permite a las personas que viven con el Alzheimer y sus cuidadores aprovechar esas capacidades creativas especiales. Una dimensión fascinante de las capacidades artísticas que se descubren en las personas que viven con el Alzheimer (derivada en gran medida de la capacidad de estar siempre presentes en donde están, de simplemente «estar ahí») es que esas capacidades pueden expresarse tanto en la apreciación del arte como en su creación. La

sutileza que las personas que viven con el Alzheimer muestran sobre los cuadros que ven en los museos es tan interesante, divertida
y artística como los dibujos y las pinturas que crean ellos mismos
como parte de las actividades de ARTZ. Cuando se les presenta
una experiencia artística, sus habilidades de percepción emergen de
forma elocuente.

Contemplando el cuadro *La Goulue en el Moulin Rouge,* de
Toulouse-Lautrec (cuya protagonista es conocida como «La Golosa» en castellano) en un recorrido especial por el Museo de Arte
Moderno de Nueva York pensado para personas con Alzheimer
que mi colega Sean Caulfield y yo desarrollamos para ellos, varios
de los participantes hicieron espontáneamente comentarios sobre
la brusquedad que mostraba un «hombre» que hay a la izquierda
sacando a rastras a una mujer de un bar, a pesar de que la persona
de la izquierda lleva un vestido y el pelo largo o una peluca. Una
observación más de cerca revela que la persona tiene unas manos
grandes y rasgos masculinos. Oscar Wilde, el famoso dramaturgo y
escritor, estaba visitando a Lautrec mientras este pintaba el cuadro,
y este personaje (aparentemente la hermana de La Golosa) podría
ser un homenaje a Wilde. Los manuales de historia del arte cuentan que los que veían el cuadro se escandalizaban porque Lautrec
había incluido a una persona con una apariencia tan basta en la
pintura. El comentario de los participantes en la visita sobre la brusquedad y el sexo de esa figura en concreto, tan similar a los comentarios de los críticos especializados, es una muestra de esas interesantes observaciones que suelen hacer las personas que viven con
el Alzheimer en esas situaciones.

Como espectadores del trabajo de otros artistas (cuadros, poesía, teatro, música, circo, cortometrajes) las personas que viven con
el Alzheimer están igualmente presentes y no se muestran críticos.
Todos ellos son artistas. Como me dijo Marily Cintra, una artista y
consultora cultural australiana, una vez que conversábamos sobre
esta cuestión: «Ahora comprendo por qué me encuentro tan rela-
jada cuando estoy rodeada de personas que viven con el Alzheimer;
es porque son tan artísticos como yo».

En los capítulos 4 y 5 explicaré cómo las artes visuales y dramáticas (exposiciones en museos, música, teatro, películas y el circo) le llegan a la gente que vive con el Alzheimer de formas en que no lo hace ninguna otra experiencia. Las experiencias artísticas les permiten estar centrados durante periodos más largos, percibir cosas y expresar sus percepciones y acceder a recuerdos tanto a largo como a corto plazo. Cualquier tipo de arte también permite a las personas que viven con el Alzheimer y a los que no tienen la enfermedad centrarse al mismo tiempo en algo que está fuera de ellos, en vez de hacerlo en uno en el otro. Estas experiencias compartidas acercan a la gente y sirven como base para construir relaciones nuevas y fuertes, tema que trataré en los capítulos 7 y 8.

Las experiencias artísticas sacan a la luz las habilidades y capacidades de las personas y unen a enfermos y cuidadores, pero también lo consiguen los entornos físicos en los que viven. El diseño para las personas que viven con el Alzheimer, el tema del capítulo 6, debe fomentar su independencia. Les ayuda a conocer los límites de los lugares en los que están seguros, a saber adónde van, a conocer cuál es su lugar y qué hacer cuando están con otras personas. El diseño para las personas que viven con el Alzheimer reduce los síntomas secundarios de la enfermedad, los que no están provocados directamente por los cambios en el cerebro, es decir, la apatía, la ansiedad, la agitación y las conductas agresivas, efectos que en gran medida no están causadas por la enfermedad, sino que se ven originados porque una persona que vive con el Alzheimer se encuentra en un lugar que le resulta frustrante y difícil de comprender. En el capítulo 6 hablaré de los principios de diseño que sirven de apoyo para el bienestar de las personas que viven con el Alzheimer:

— Camuflar o disimular las salidas que llevan a lugares peligrosos para que no llamen la atención.
— Indicar los destinos al final de los caminos para que la gente camine con dirección y no deambule.
— Darle a estas personas un lugar propio con sus posesiones dentro para que su identidad se vea reforzada.

— Espacios comunes con una decoración y un tamaño que co- muniquen cuáles son las conductas apropiadas en esas zonas.

— Jardines diseñados de forma terapéutica y siempre con la se- guridad en mente para que los residentes sepan qué hora es y en qué estación están.

— Hacer que el lugar parezca un hogar para que las personas que viven con el Alzheimer se sientan en casa.

— Asegurarse de que todos los estímulos sensoriales (colores, sonidos, texturas) sean los que los residentes pueden com- prender con facilidad.

— Crear entornos facilitadores que permitan que todos los que están allí hagan lo que puedan por sí mismos.

El arte, el diseño ambiental y la música trasmiten un mensaje de humanidad que claramente está ahí para que todos lo oigan. Las personas que viven con el Alzheimer harán saber lo que piensan a menudo y de forma clara, puede que no utilicen para expresarse las mismas palabras que una persona con una parte izquierda del ce- rebro muy desarrollada, pero son capaces de resultar igual de elo- cuentes. Más avanzado el progreso del Alzheimer la expresión se encontrará en sus sonrisas o en sus ceños fruncidos, en su lenguaje corporal, en la forma de abrazar a quienes quieren o en el brillo de reconocimiento en sus ojos al ver a alguien otra vez. Es muy fácil clasificar a las personas que han vivido con el Alzheimer muchos años como «no personas» simplemente porque no pueden relacio- narse con el mundo de la misma forma que lo hacían antes o de la forma en que nosotros creemos que deben hacerlo. Pero dejarles de lado así reduce su calidad de vida y la nuestra. Les echamos en- cima la carga de la incomprensión y la soledad y nos cargamos nos- otros mismos con «tener que ir a visitar» a estas personas una y otra vez sin tener nada que decirles o que hacer con ellos, solo esperar a que llegue la hora de irse y podamos volver a nuestras vidas.

Durante la docena o más de años de vida con el Alzheimer se ven diferentes niveles de capacidades y daños cognitivos. A lo largo de ese tiempo, y sobre todo en los primeros años, las personas que viven con la enfermedad son capaces de mantener relaciones, percepciones y sentimientos fundamentales y de conservar cierta implicación en su propia vida. ¿Por qué la sociedad expulsa de un empujón a estas personas en vez de encontrar formas de integrarlas en nuestras vidas y nuestras comunidades? Una razón es nuestra propia ignorancia sobre cómo construir una relación con alguien que está sufriendo los cambios asociados al Alzheimer. Todos los que quieren y cuidan a una persona que vive con el Alzheimer se enfrentan a lo que parecen ser enormes obstáculos insalvables para desarrollar una nueva relación con esa persona a la vez que esta va sufriendo los cambios. A pesar de esos miedos, la relación entre cualquier persona y alguien a quien esa persona quiere y que tiene Alzheimer todavía puede ser plena y satisfactoria (incluso mejor que la relación anterior), pero solo si antes ambas personas invierten tiempo en volver a conocerse la una a la otra.

La nueva relación que se establece puede ser mutua, y tanto el cuidador como la persona que vive con el Alzheimer pueden expresar lo que necesitan y pedir que la otra persona responda. Todo el que ha aprendido a decir «te quiero» a otro puede establecer una relación en estas circunstancias, porque el amor es un lenguaje universal que se entiende incluso en momentos muy avanzados de la enfermedad y hasta el final de la vida.

Las personas que quieran establecer esta relación también tienen que aprender a decir «ayúdame» cuando lleguen a su límite. Solo los que se cuidan a sí mismos pueden seguir estando ahí para otra persona. Puede que a alguien que no tenga la enfermedad le parezca egoísta ponerse a pensar en sí mismo, pero es necesario.

En mis viajes o en alguna fiesta, debido a mi puesto de dirección en varias residencias asistidas de tratamiento para personas que viven con el Alzheimer, muchas veces me encuentro manteniendo conversaciones con gente que tiene a un miembro de la familia o un amigo con Alzheimer. Nunca les digo directamente que tienen que construir una relación con aquellos que conocen y quieren. En vez de eso intento provocar que su conocimiento más profundo desarrolle en su interior una imagen de cómo podrían conectar con la persona que hay detrás de la enfermedad, darle significado y establecer una relación positiva entre ellos y la persona que les importa. Personalizo mis historias para su situación única como amigos, familiares, esposos, hijos, profesionales...; en definitiva, la relación que tengan. Y también adapto las historias a las respuestas que la persona me da en nuestra conversación.

Puede que me pregunten: «Mi madre no me reconoce, ¿qué puedo hacer?». Yo a su vez les pregunto cómo se dirigen a su madre cuando van a visitarla: ¿le dicen «Hola mamá, ¿me recuerdas?», frase que es un examen de memoria y que puede resultar frustrante y provocar la respuesta angustiada: «No, ¿quién eres?», o le dicen «Hola mamá, soy tu hijo Alex. Hemos pasado muy buenos momentos juntos y te quiero mucho»? Una frase como esta es más probable que provoque una sonrisa y la respuesta: «Hola, Alex. Me alegro mucho de verte».

También a veces me cuentan: «Una amiga mía se acaba de enterar de que tiene Alzheimer. Yo he dejado de llamarla porque ya no sabe quién soy cuando lo hago. ¿Hay algo que pueda hacer?». Y yo les pregunto: «¿Has dejado también de ir a verla?». Normalmente me contestan que también han dejado de ir a verla porque «¿para qué?». Para que ellos y sus recuerdos mantengan a su amiga unida a la vida, les digo. También sugiero que busquen un álbum con fotografías de viajes que hayan hecho juntos o de alguna fiesta de aniversario, que vayan a casa de su amiga, se presenten diciendo su nombre y vayan viendo las fotografías del álbum, recordando sentimientos que tuvieron en aquel momento y hablando de los bonitos recuerdos que tienen.

Si me dicen que la persona que conocen suele estar muy distraída para permanecer quieta durante mucho rato, les confieso que yo también me he visto en la situación de intentar que alguien que estaba recorriendo nerviosamente la habitación sin fijarse en mí y llorando se sentara conmigo a ver fotos. No es fácil atraer la atención de alguien que está tan nervioso, pero puede hacerse. El truco está en centrar la propia atención intensamente en la tarea que se está intentando sin importar las demás cosas que estén pasando y pedir repetidamente ayuda para entender las fotos. Es una cuestión de voluntad y la persona con la voluntad más fuerte normalmente consigue hacerse con la situación.

Cuando les pregunto cómo se sienten con respecto a esa persona, siempre utilizan la palabra «querer». Expresarle amor a una persona que vive con el Alzheimer es una de las claves para contactar y mantener el contacto con esa persona. Ser capaz de decir «te quiero» abierta y sinceramente nos pone en contacto con nosotros mismos y abre a la otra persona hacia ti. El amor es un lenguaje intrínseco universal. Cualquier persona entiende hasta el final de su vida que si lo quieres, lo estás aceptando por quién es.

Al terminar estas conversaciones me doy cuenta de lo difícil que es si quiera plantearse dar esos pasos teniendo en cuenta que el familiar o amigo ha cambiado y con él, la relación. Si sus personas cercanas pueden iniciarse en ese camino, le estarán dando algo importante a la persona que vive con el Alzheimer a la vez que obtendrán una gran satisfacción personal: los dones del Alzheimer. Siempre intento no solo darles consejos de experto, sino también que, tras hablar conmigo, se queden con un estado mental más positivo que el que tenían cuando los encontré. El camino para aliviar el peso del Alzheimer empieza cambiando el propio punto de vista.

«Todavía estoy aquí, ayúdame por favor, te quiero y no abandono» es el mensaje que les trasmito a todas las personas que viven con el Alzheimer y a sus cuidadores. En este libro el término «cuidador» se refiere a todas las personas que tienen relación con alguien con Alzheimer. En ocasiones utilizo esa palabra para referirme a una persona que pasa tiempo regularmente con alguien que vive con el Alzheimer: el cónyuge, un cuidador externo a sueldo, un amigo, un profesional médico, un trabajador social o un familiar.

Cada uno de nosotros maduramos y cambiamos continuamente. Si elegimos permanecer conectados a los demás mientras ellos y nosotros cambiamos durante el progreso de la enfermedad, aprenderemos sobre nosotros mismos, sobre relaciones e incluso sobre el significado de la vida.

Esos son los dones que podemos obtener del Alzheimer.

2

EL VIAJE DEL ALZHEIMER

Síntomas y progresión de la enfermedad

*El hecho biológico fundamental que observó Darwin,
y que ha facilitado el desarrollo de modelos animales de estados de ansiedad, es que la ansiedad (el miedo en sí mismo)
es una respuesta universal e instintiva a una amenaza a la
integridad corporal o al estatus social, y por tanto es esencial
para la supervivencia. La ansiedad señala que hay una amenaza potencial que requiere una respuesta de adaptación.*

ERIC R. KANDEL

AL inicio del viaje del Alzheimer, la persona sabe lo que le está ocurriendo y se da cuenta de que ya no puede cumplir con las mismas expectativas que en el pasado (ni con las suyas propias ni con las de los demás) en el trabajo, el hogar, la familia o en público. No hay ningún lugar donde pueda evitar enfrentarse a las actividades cotidianas. Esto no significa que la persona con este diagnóstico ya no sepa comportarse en público; solo quiere decir que no lo hará como lo hacía antes y como esperan los demás que lo haga. Si los demás empiezan a evitarla porque está «diferente», estará cada vez más aislada y se sentirá en mayor medida como si ya no estuviera aquí. Pero si la gente aprecia las capacidades que aún tiene y sus éxitos, entonces esa persona podrá «salir del armario» de la vergüenza a la clara luz del día. Podrá ser plenamente ella. Como escribió Cathleen McBride en el boletín de la Asociación Nacional del Alzheimer del estado de Massachusetts poco después de enterarse de su diagnóstico: «Acabo de empezar a disfrutar del ahora de mi vida, algo que no había conocido antes. Así que, a pesar de todo, yo describiría el Alzheimer como una nueva etapa de una vida maravillosa, no menos atractiva e interesante que las etapas anteriores».

Igual que Cathleen McBride, Richard Taylor vive con el Alzheimer. Tenía sesenta y tres años cuando escribió el mensaje que reproduzco a continuación; descubrió que tenía Alzheimer a la edad de cincuenta y nueve. Eso significa que tenía un Alzheimer de «inicio temprano», según el término médico, una variedad de la enfermedad que solo afecta al 10% de las personas con Alzheimer. Antes de jubilarse Richard enseñaba psicología patológica, comunicación empresarial, técnicas para hablar en público y comunicación interpersonal en las siguientes universidades: Indiana University, Wayne State University y Rice University.

Richard envía regularmente correos electrónicos a amigos y colegas para contarles sus sentimientos y experiencias en su vida con el Alzheimer. «De vez en cuando descubro algunos aspectos interesantes de mí mismo y de la enfermedad. Me dedico a reflexionar sobre el pensamiento, porque en eso he trabajado toda mi vida», escribe. Richard también es autor del libro *Alzheimer's from the Inside Out* [1], un libro escrito desde el punto de vista de alguien que está pasando por la enfermedad.

El 5 de enero de 2007 Richard envió un mensaje a su lista de correo de seis mil personas. El fragmento que sigue, extraído de ese correo, deja elocuentemente claro que él va mucho más allá de simplemente «estar aquí»:

Una súplica de parte de todos los yoes que voy a ser.

Yo era una persona completa el día que nací. Y seguí siéndolo, incluso en mi adolescencia. Y soy una persona completa ahora. Incluso cuando se acerque mi muerte, o el mismo día

---

[1] En el momento de la edición de este libro, la obra de Richard Taylor no ha sido publicada en español. *(N. de la T.)*

de mi muerte, seré una persona plena y completa. Aunque, gracias al Doctor Alzheimer y sus tropas de pies pegajosos que marchan entre mis dos orejas, ahora esté cambiando, transformándome y evolucionando de formas que ninguno de nosotros puede predecir o comprender, ¡todavía soy yo!

Nunca seré tres cuartas partes de persona, ni media persona ni 1/73 de persona. Ni ha habido ni habrá un momento en mi vida en el que yo no sea un Ser Humano completo. Tienen que entenderlo; es importante para mí, para los que me quieren y para las personas que estoy pagando para que me cuiden. Es importante para nuestra sociedad. Yo siempre seré yo […].

¿Por qué la gente no entiende y acepta el hecho de que sigo siendo uno de ellos? ¡De verdad! No exactamente igual que uno de ellos; solo un poco diferente, pero básicamente igual […].

Entre los que me están leyendo, que levanten la mano los que estén intentando ayudarme a ser todo lo que puedo ser durante todo el tiempo que pueda serlo. ¿Quién quiere ayudar a permitirme ser tanto como quiera, tanto como pueda, tanto como deba ahora mismo y cualquier día desde hoy hasta el día de mi muerte […]?

Yo estoy seguro de que ahora hay gente que no me ve como una persona completa. Todos los síntomas visibles son un signo de que no estoy completo. Algunas personas todavía me ven completo, pero solo es cuestión de tiempo que llegue el momento en el que no lo hagan y, como saben de esa inevitabilidad, sienten pena por mí. Unas cuantas personas me ven todavía como una persona completa a la que le faltan algunas piezas, pero no las suficientes para declararme defectuoso todavía. Pero yo no. Me dicen: «Todavía eres mi marido, pero a veces actúas de forma diferente a como lo hacía el hombre con el que me casé».

Por supuesto todos están equivocados, todos. Yo soy yo. No necesariamente el mismo yo que ellos y yo conocimos antes de que empezara el proceso de la enfermedad, pero todavía YO.

El hecho de que tiene Alzheimer estará menos presente en su consciencia según progrese la enfermedad. La persona que vive con el Alzheimer se da cada vez menos cuenta de que está enfermo. Pero, por otro lado, permanece tan consciente como siempre del hecho de que o encaja con los que le rodean a nivel social o no. Cuando su esposa le riñe por repetirse o por olvidar algo que han planeado, él se siente peor que nunca. Y a veces se siente aún peor porque no recuerda nada de eso o lo hace con dificultad, y por lo tanto no comprende lo que ha hecho mal y por qué le están reprendiendo. Aún tiene acceso a sus recuerdos, pero le cuesta dirigirse a una parte concreta de su «banco de memoria». Darse cuenta, entenderlo y actuar de acuerdo con el hecho de que, en esta fase, la persona todavía está ahí, requiere una gran implicación y atención por parte de todos los cuidadores que tengan relación con la persona. Se le puede transmitir respeto y dignidad con acciones como las siguientes:

— *Dirigirse a la persona directamente*; nunca referirse a esa persona indirectamente si está presente.
— *Ayudarle sutilmente a mantener el control*; ordenar la ropa que esté fuera de su sitio, recordarle en voz baja cómo llegar a algún lugar solo, esperar a que acabe sus frases en vez de hablar en su nombre...
— *Darle pistas a su memoria*; tener a mano fotografías y otros recuerdos que le sirvan para traer a su mente recuerdos importantes, señalárselos e introducirlos con frases como: «¿Te acuerdas del pequeño Pepito, tu nieto?».
— *No someter su memoria a exámenes*; no preguntar nunca cosas como: «¿Sabes cómo me llamo?» o mostrarle una foto y preguntarle: «¿Sabes quién es este?».

Ya hacia el final del viaje, incluso si la persona ya ha perdido la capacidad de hablar con claridad o necesita mucha ayuda para caminar de un lado a otro de la habitación, esa persona sigue estando ahí y se puede llegar hasta ella. También es profundamente consciente de los momentos en los que no se la trata con respeto. En ese punto hace falta aún más amor y disciplina para recordar que la persona todavía está aquí. Tocarle la mano o el hombro es algo que siempre funciona para que sea consciente de que alguien está ahí, de que ella sigue ahí y de que todavía hay una relación entre ella (la persona enferma) y la que la está tocando. La presencia de un familiar también es siempre agradecida, aunque la gente crea que la persona con Alzheimer no sabe que están ahí. ¡No es cierto! ¡Lo sabe! La música, las imágenes, el perfume y otras formas de comunicación no verbal hacen que la persona con la enfermedad sepa que alguien que se preocupa por ella está presente. Para oírla decir (o solo sentir que está diciendo): «Todavía estoy aquí. Gracias por saber que eso es así», primero hay que creer y estar preparado uno mismo para oírlo. Hace falta estar lo suficientemente consciente y presente para ver y responder ante los signos que muestra: una sonrisa, una mano levantada, un abrazo en respuesta a otro abrazo. También hace falta reflexionar sobre la naturaleza del «ser persona». ¿Tiene una persona que hablar de forma inteligible, que recordar los nombres de los presidentes de Estados Unidos o que poder cuidarse sola para ser considerada persona?

LOS SÍNTOMAS (Y LO QUE NO LO SON)

Los síntomas del Alzheimer aparecen de forma implícita en lo que acabo de contar sobre cómo la enfermedad tiende a progresar. Sin embargo, enumerarlos explícitamente es más difícil de lo que parece. La mayoría de la gente tiende a englobar todos los comportamientos asociados a las personas que viven con el Alzheimer bajo el término «síntomas», sin fijarse en cuál es realmente su causa.

Por suerte, se han llevado a cabo concienzudas investigaciones clínicas y analíticas que han arrojado una gran claridad sobre cuáles son los síntomas principales de la enfermedad de Alzheimer, cuáles los secundarios y qué síntomas terciarios puede que no sean ni siquiera síntomas, sino más bien reacciones naturales al entorno físico y social.

Según Ladislav Volicer, un médico e investigador del Veterans Administration Hospital de Bedford (Massachusetts), los síntomas conductuales relacionados con el Alzheimer son directamente atribuibles a disfunciones cognitivas o funcionales. En la categoría de disfunciones cognitivas se incluyen el acceso a los recuerdos sobre qué hacer en situaciones específicas, como por ejemplo cómo tener una conversación informal en una fiesta. En esta categoría también se incluyen problemas con la función ejecutiva, es decir, la capacidad que tenemos en los lóbulos frontales del cerebro para organizar secuencias complejas de actividades, lo que hace que sea difícil iniciar actividades, provoca déficits en el habla que impiden que la persona pueda expresarse con claridad y causa que a veces no sea capaz de entender a otros. Los déficits funcionales hacen que resulte muy complicado para algunas personas con Alzheimer utilizar herramientas o utensilios, y por tanto les imposibilita para seguir con sus actividades profesionales o aficiones como lo hacían en el pasado. Con el tiempo incluso se ven incapacitados para realizar las actividades básicas de la vida cotidiana.

Los comportamientos secundarios son efectos de los déficits primarios, pero no reacciones inmediatas a ellos. Por ejemplo, si una persona tiene dificultades para controlar sus impulsos (un síntoma primario del Alzheimer), en una situación estresante puede reaccionar de forma agresiva. Este comportamiento es una reacción por no ser capaz de manejar la situación, no un síntoma primario.

En este tipo de comportamientos secundarios hay que hacer una importante distinción en cuanto a su efecto sobre los que rodean al enfermo: algunas conductas no resultan molestas para los demás, mientras que otras sí. La apatía (no reaccionar ni interactuar con lo que le rodea) es el síntoma conductual secundario menos molesto. En los casos extremos, una persona apática simplemente se queda mirando al aire sin tener ninguna relación con su entorno social o físico. Los demás tienden a ignorar ese comportamiento apático porque no les causa molestias. Lo que no se tiene en cuenta es que esa apatía quiere expresar la incomodidad del enfermo y su poca calidad de vida. Involucrar a la persona en actividades significativas puede ser una solución de tratamiento para este síntoma secundario en particular. Los comportamientos secundarios molestos (que no son consecuencias inmediatas de las disfunciones cerebrales primarias, pero resultan molestas para los cuidadores y los demás) pueden clasificarse en dos tipos: comportamientos que no han sido «provocados» por ningún estímulo físico, del entorno o de interacción personal y los que sí han sido provocados. Las conductas molestas no provocadas, es decir, no atribuibles a una causa clara e inmediata, pueden agruparse bajo el término general de «agitación». Según la investigadora del Alzheimer Jiska Cohen-Mansfield, la expresión de la agitación es la forma que tienen las personas con Alzheimer de comunicar a los demás que están nerviosos o que hay algo que les resulta incómodo. La verdadera agitación suele tomar la forma de una inquietud continua, movimientos repetitivos o expresiones verbales, y es lo que queda después de que ya se haya hecho todo lo posible por reducir los estímulos internos y externos que le resultan incómodos al enfermo.

La agitación no debe confundirse con una agresividad de nivel bajo. Consiguiendo involucrar continuamente a la persona en actividades se pueden reducir o incluso eliminar las conductas de agitación. Pero para reducir la agresividad, hay que eliminar la causa.

La agresividad no es un síntoma de la enfermedad, al menos no en la mayoría de los tipos de Alzheimer y demencia. Es una reacción natural de la persona que vive con el Alzheimer cuando siente que otra persona está siendo agresiva con ella. También puede ser la reacción ante otros factores: necesidades físicas insatisfechas, entornos inapropiados o interacciones personales frustrantes. Una persona algo más afectada por el Alzheimer puede mostrarse agresiva si tiene hambre o sed, pero le resulta imposible identificar y expresar esas necesidades. También, en fases más avanzadas de la enfermedad, un dolor no reconocido y no tratado puede ser otra causa importante de agresividad que normalmente se pasa por alto. Reconocer y tratar adecuadamente el dolor (el de un hematoma en el muslo tras haberse golpeado con una mesa o una desagradable infección del tracto urinario) reduce drásticamente la necesidad del uso de medicamentos psicotrópicos. La temperatura de una habitación (demasiado calurosa o demasiado fría), un ambiente muy ruidoso o la falta de un espacio donde poder dar un paseo con total seguridad son estímulos ambientales que también pueden desequilibrar a la persona y empujarla a mostrar conductas perturbadoras.

Las interacciones personales que no tienen en cuenta las sensibilidades de la persona que vive con el Alzheimer también pueden ser una causa de comportamientos agresivos. Las personas se pueden sentir confusas cuando de repente se dan cuenta de que alguien está «cuidando» de ellas y a consecuencia de eso (y en su mente justificadamente) oponer resistencia ante los cuidadores que intentan proporcionarle esos cuidados. ¿Cómo reaccionaría usted si alguien que para usted es un completo extraño (al menos en su mente) dice que le conoce y, de repente y sin previo aviso, intenta bajarle los pantalones? Eso es lo que le está pasando a una persona con Alzheimer que se resiste. Si la persona que quiere cuidarle insiste en hacerlo en ese momento, el enfermo se defenderá de lo que él ve como un acercamiento no deseado, y es posible incluso que intente golpear a la otra persona porque la percibe como un agresor. Es importante darse cuenta de que la mayoría de las personas que viven con el Alzheimer no golpean a la gente sin provocación de por medio y que los cuidadores tienen la responsabilidad de evitar que lo que Volicer llama la «resistencia a los cuidados» suba de intensidad hasta convertirse en un comportamiento belicoso. Es posible lograr eso mediante la modificación de las estrategias para bañar, asear o dar de comer al enfermo, por ejemplo sustituir los baños por un lavado con un paño húmedo o una esponja, retrasar el momento de llevar a cabo la actividad hasta que la persona se haya calmado o distraerla con historias del pasado.

El daño en el córtex orbitofrontal, en el tálamo y en el hipocampo resulta en que la persona con Alzheimer tiene dificultades para enfrentarse a las condiciones ambientales complejas y para controlar sus impulsos, ambos síntomas primarios de la enfermedad de

Alzheimer. Si se encuentran en una situación social estresante y que no les resulta familiar, suelen reaccionar con ansiedad, ira o miedo, reacciones completamente naturales. Si esos sentimientos no se expresan debidamente, en ocasiones pueden provocar que el enfermo golpee a otra persona, que grite o que muestre algún otro signo de agitación o agresividad. La pérdida del control de los impulsos es un síntoma primario. Sentirse confuso en situaciones sociales complejas y actuar según esos sentimientos son comportamientos secundarios. La agitación o la agresividad, reacciones naturales en situaciones cuestionables, claramente no son síntomas, sino efectos secundarios que pueden aliviarse.

Definir correctamente y distinguir entre los diferentes grados de los síntomas nos da la oportunidad de tratar la enfermedad y sus verdaderos síntomas de una forma más apropiada y proporciona una base para que los cuidadores puedan construir relaciones nuevas y duraderas. También ayuda a las personas con Alzheimer a comprender mejor lo que les está pasando.

Identificar si las conductas son síntomas primarios o comportamientos secundarios sirve de punto de partida para desarrollar un tratamiento realmente coordinado. Y todo eso empieza reconociendo que la persona que vive con el Alzheimer cambiará con el tiempo como resultado de las disfunciones de su cerebro.

Los problemas neurológicos finalmente llevarán a la persona a ser cada vez menos capaz de satisfacer sus propias necesidades funcionales (vestirse, bañarse, etcétera) y eso le provocará depresiones o incluso delirios. Estos efectos directos a su vez tendrán efectos secundarios que dependen de ellos. La persona se irá volviendo más dependiente de los demás porque necesita ayuda en las tareas cotidianas, se desorienta en los lugares nuevos, siente ansiedad en situaciones que no le son familiares y no puede iniciar actividades que sean importantes para ella.

Los efectos terciarios (el siguiente nivel de los «síntomas») no son síntomas en absoluto, sino más bien reacciones razonables a estímulos externos. Los factores que pueden causar tales reacciones incluyen los cuidados, el entorno social, el entorno físico y los medicamentos. No dormir por las noches, pelearse con los demás, estar inquieto, negarse a comer o a bañarse son algunas de las conductas reactivas que los enfermos suelen mostrar como resultado de una desalineación de estas cuatro áreas de sus necesidades.

SÍNTOMAS, COMPORTAMIENTOS Y EFECTOS TERCIARIOS

SÍNTOMAS PRIMARIOS

Síntomas claros de la enfermedad; dificultades para:

- Acceder al banco de memoria del cerebro.
- Acceder a recuerdos a largo plazo sin ayuda.
- Introducir nuevas experiencias en la memoria a largo plazo.
- Recordar dónde está algo si no está a la vista.
- Recordar nuevas configuraciones espaciales.
- Enfrentarse a situaciones complejas que requieran de secuenciación y coordinación.
- Poner en práctica secuencias integradas de acciones.
- Guardar la calma en situaciones complejas.
- Encontrar palabras para expresar lo que uno siente.
- Mantener separado lo real y lo irreal.
- Controlar los impulsos en el momento de sentirlos.
- Controlar el tiempo sin ayudas ni pistas externas.
- Iniciar actividades importantes.

COMPORTAMIENTOS SECUNDARIOS

Consecuencias provocadas por síntomas primarios no tratados:

- Incapacidad para hacer ciertas cosas por uno mismo, por ejemplo vestirse.
- Delirios.
- Depresión.

EFECTOS TERCIARIOS

Conductas que, dado que no siempre están presentes, puede que ni siquiera sean síntomas:

- Dependencia de otros para realizar las tareas cotidianas que incluyen vestirse, lavarse, comer, afeitarse, etcétera.
- Abandono de la participación en actividades de importancia.
- Desorientación espacial.
- Ansiedad no provocada.

**COSAS QUE NO SON SÍNTOMAS;
CULPABILIZACIÓN ERRÓNEA DE LA VÍCTIMA**

Reacciones naturales de la persona ante el entorno social y físico que no son síntomas en absoluto y que se le atribuyen erróneamente a la enfermedad como si el entorno físico y social ante el que está reaccionando no existiera.

Falsos síntomas ante los cuidados:

- Resistencia que llega incluso a la agresividad.
- Negarse a comer, a bañarse, a vestirse o a participar en una actividad nueva.

Falsos síntomas ante el entorno social:

- Apatía.
- Inquietud que lleva a la agitación.
- Gritos continuos.
- Insomnio.

Falsos síntomas por el tratamiento médico:

- Apatía o agresividad por culpa de los efectos de un fármaco o de interacciones de varios fármacos.

Falsos síntomas ante el entorno físico:

- Intentar «escapar» de ambientes seguros y controlados.
- Interferir en la vida de otros residentes.
- Deambular sin rumbo.

Lo que nos enseñan las estrategias de tratamiento coordinado es que muchos comportamientos que los profesionales y la gente de la calle suelen considerar síntomas del Alzheimer, no están provocados por la enfermedad ni mucho menos. Según va progresando la enfermedad en el organismo de una persona, su cerebro va desarrollando ciertas disfunciones. Hay síntomas primarios, comportamientos secundarios y efectos terciarios asociados con esa progresión, pero solo los primarios, los causados por los cambios en el cerebro, son realmente síntomas.

Como he dicho, los comportamientos secundarios y los efectos terciarios suelen ser reacciones ante cuidados, entornos sociales, tratamientos médicos o entornos físicos que no son los adecuados. Cuando intento aclarar esta distinción, siempre me acuerdo de cuando me lesioné el ligamento de la rodilla izquierda mientras estaba sentado sobre ella sin ningún apoyo en una clase de yoga. El síntoma primario fue la pérdida de función; me costaba caminar. Cuando andaba más de lo que debía, me dolía la rodilla (síntoma secundario). Si me dolía durante un periodo largo, me ponía irritable y me comportaba de forma desagradable con la gente que me rodeaba (efecto terciario). Nadie diría que la irritabilidad y el mostrarse desagradable con los demás son síntomas de un ligamento lesionado, pero eso es lo que hacemos con las personas que viven con el Alzheimer; culpamos a la enfermedad y a la persona por su comportamiento en vez de mirarnos mejor nosotros mismos para intentar comprender qué es lo que estamos haciendo para contribuir a ese resultado.

LAS CUATRO AES:
APATÍA, ANSIEDAD, AGITACIÓN Y AGRESIVIDAD

Si se entienden lo que yo llamo «las cuatro aes», ya se habrá avanzado mucho en la comprensión de la enfermedad de Alzheimer y de la persona que tiene que vivir con ella. Si cometemos un error al definir, categorizar, responder o tratar alguno de estos cuatro comportamientos, haremos más daño que bien cuando intentemos «ayudar». Desgraciadamente, eso es lo que ocurre con la mayoría de los que «cuidan» a los enfermos de Alzheimer hoy en día.

LAS CUATRO AES DE LA ENFERMEDAD DE ALZHEIMER

Agitación: Acciones preocupantes que son molestas para los demás.

Ansiedad: Preocuparse por cosas que no se pueden controlar.

Agresividad: Golpear a los demás provocado por algo que se ha percibido como una agresión.

Apatía: Falta de interés provocada por un entorno aburrido.

Agitación: Conducta nerviosa e inquieta. El verdadero síntoma es la falta de capacidad para autoiniciar actividades. Los comportamientos resultantes (la inquietud, las acciones repetidas, los gritos, hablar sin parar) son molestos aunque se hayan generado internamente. La agitación a veces no es más que una respuesta inquieta ante el aburrimiento.

Ansiedad: Preocuparse por cosas imaginarias y que no se pueden controlar. El verdadero síntoma es no tener una idea clara del tiempo y de las relaciones causales. Las conductas asociadas a la ansiedad incluyen el mostrar una energía nerviosa, comunicar externamente preocupación, retirarse de situaciones sociales que producen inquietud y nerviosismo general. Algo en el interior de la persona que vive con el Alzheimer provoca esa ansiedad.

Agresividad: Golpear o gritar a los demás. El síntoma real es la incapacidad para controlar los propios impulsos. Según Jiska Cohen-Mansfield, se grita para llamar la atención de los demás y crear juntos algo entretenido en lo que poder participar. La agresividad física es normalmente una reacción incontrolada al no comprender lo que le está pasando. «¿Por qué no puedo salir de casa?», se pregunta el enfermo.

Apatía: Falta de interés. El síntoma verdadero es la incapacidad para percibir y recordar el futuro y, por tanto, la imposibilidad de hacer planes. El comportamiento (respuesta ante la falta de algo interesante que hacer) no es molesto porque no va dirigido a los demás y, por tanto, no suele incluirse como síntoma. Una falta de estímulos en el entorno provoca apatía.

SI NO HAY CURA, ¿CÓMO PUEDE HABER TRATAMIENTO?

Todas las enfermedades crónicas se tienen que enfrentar con ese mismo dilema. El sida, la esquizofrenia y ciertos tipos de cáncer han pasado de ser incurables a ser condiciones tratables a lo largo del tiempo. El sida era incurable e intratable en los años ochenta y noventa; ahora, aunque sigue siendo incurable, es tratable con un cóctel de fármacos y cambios en el estilo de vida, por ejemplo ejercicio, dieta y el uso de preservativos. En décadas recientes se ha producido el mismo cambio en las enfermedades mentales, la esquizofrenia, la depresión maníaca, la esclerosis múltiple y muchos tipos de cáncer, que han pasado a ser tratables, aunque siguen siendo incurables.

Cuando la demencia en los ancianos de denominaba «senilidad» o «endurecimiento de las arterias» y se consideraba una parte natural del envejecimiento, muy poca gente le prestaba atención a esta enfermedad porque se consideraba crónica, intratable y que no ofrecía ninguna esperanza. El investigador Peter Whitehouse cree que la distinción entre el envejecimiento del cerebro en el Alzheimer y un envejecimiento cerebral menos grave es un «mito». Según Whitehouse, solo se trata de que algunos cerebros envejecen más rápido que otros por diferencias genéticas o ambientales. Tanto si lo creen como si no, si metemos el Alzheimer (o el envejecimiento rápido del cerebro) en el mismo saco que enfermedades como el cáncer, la esclerosis múltiple, la diabetes, la insuficiencia cardiaca congestiva o la artritis degenerativa, estaremos colocando a esta enfermedad justo en el centro del reino de las enfermedades comprensibles y posibles de tratar. Hacer esa conexión convierte al Alzheimer en una enfermedad tratable, aunque incurable, en vez de una que no ofrece ninguna esperanza. Ese cambio de perspectiva que parece tan simple puede devolver al reino de los vivos a decenas de millones de personas en todo el mundo a quienes nuestras concepciones limitadas han condenado a un limbo en el que simplemente permanecen mientras esperan la muerte.

La distinción entre tratamiento y cura también puede explicarse utilizando el ejemplo trivial aunque claro de la lesión que me provoqué en el ligamento de la rodilla mientras hacía yoga. Como se me olvidó apoyarme en un soporte cuando estaba haciendo una postura sentado con la pierna debajo de mí, hiperextendí la rodilla y me hice daño en el ligamento. Esa hiperextensión me resultaba bastante dolorosa y provocó que no pudiera caminar durante varias semanas. Cuando volví a andar, el médico me dijo que llevara una rodillera durante algún tiempo, que me pusiera hielo en la rodilla todas las noches, que tomara dos antiinflamatorios, uno por la mañana y otro por la noche, que no volviera a hacer lo que me había causado la lesión y que, cuando me encontrara mejor, hiciera un poco de fisioterapia. Me explicó que, como llega muy poca sangre a los ligamentos, la rodilla nunca se me iba a «curar del todo» y que debería intentar fortalecer los músculos que hay por encima y por debajo para evitar lesiones futuras. Así que lo que me estaba diciendo era que lo de mi rodilla era incurable, pero tratable. El tratamiento era una cuidada combinación de medidas farmacológicas y no farmacológicas. Igual que con el Alzheimer: la patología subyacente no desaparece, pero los síntomas pueden controlarse.

Las investigaciones en busca de una cura siguen su curso y los resultados son esperanzadores. Pero para encontrar una cura todavía queda mucho. Cada año se gastan en todo el mundo miles de millones de dólares para descubrir un fármaco que evite el inicio de la enfermedad de Alzheimer. Los estudios en busca de una cura incluyen: investigaciones básicas en laboratorio sobre la neurología, la biología y la química del cuerpo y sus interacciones en los aspectos en que puedan estar relacionadas con la enfermedad; ensayos con animales para determinar si la aplicación de los estudios de laboratorio consiguen los efectos deseados; ensayos clínicos con sujetos humanos asignados aleatoriamente para recibir placebos inocuos o el medicamento en pruebas; y, en los Estados Unidos, los múltiples trámites necesarios para la aprobación de cualquier sustancia por parte de la Food and Drug Administration (FDA) *. Gracias a todos estos procedimientos, los ciudadanos están protegidos ante la introducción en el mercado de un fármaco con la investigación a medio hacer o algún experimento clínico peligroso que pueda ser incluso dañino. Todos estos requisitos, que son parte del proceso para desarrollar tratamientos farmacológicos seguros y efectivos, hacen bastante improbable que aparezca un «medicamento milagroso» en el mercado en un futuro cercano (al menos en la próxima década o más), incluso aunque alguien descubriera la causa de la enfermedad hoy mismo.

Los expertos en el Alzheimer siguen debatiendo sobre si estos intentos de verdad acabarán encontrando fármacos que eviten que la enfermedad aparezca o que «simplemente» retrasen sus síntomas. Y pongo «simplemente» entre comillas porque si una persona empieza a mostrar síntomas de la enfermedad a los ochenta y cinco y la enfermedad puede irse desarrollando durante quince años, retrasar los síntomas ya casi supone una cura. Para las personas susceptibles de desarrollar Alzheimer en los últimos estadios de su vida, si se retrasa la aparición hasta más allá de lo que llegue esta, la enfermedad no llegará a afectarles. Y para el 10% que desarrollan los síntomas tempranamente (entre los cuarenta y los sesenta y cinco años se considera inicio temprano) la estrategia de retrasar los síntomas les ayudará a tener más años de vida sin la enfermedad, aunque esta acabará afectándoles. Dado que la distinción entre prevención y retraso no se suele poner de relieve en los debates acerca de la investigación científica básica sobre el tratamiento del Alzhei-

---

* En Estados Unidos, organismo que fija niveles de calidad de los productos alimentarios y farmacéuticos.

mer, es posible que a la mayoría de la gente le parezca que las investigaciones están buscando una «píldora milagrosa» y que encontrarla es algo que ya queda a la vuelta de la esquina.

Pero tratamiento significa reducir los síntomas y mejorar las consecuencias de una enfermedad, así como curarla. El verbo «tratar» se define en el Diccionario de la Real Academia Española como «aplicar los medios adecuados para curar o aliviar una enfermedad», por lo que podría utilizarse en frases como «El hospital trata a cientos de pacientes al día» o «El nuevo fármaco servirá para tratar la diabetes de una forma más efectiva». El sustantivo «tratamiento» queda definido en la Enciclopedia Larousse como «procedimientos o medios empleados para curar enfermedades, defectos o combatir plagas» y da como sinónimo «remedio», cuya definición es: «Sistema curativo que se aplica para eliminar o aliviar una enfermedad», y como ejemplo de uso aparece «un nuevo tratamiento para el asma».

Aliviar los síntomas supone un matiz importante tanto en las definiciones de ambos diccionarios como en el lenguaje que utilizamos cotidianamente. Los tratamientos para enfermedades y discapacidades incluyen acciones que pretenden reducir los síntomas relacionados de la enfermedad (los efectos secundarios negativos). Un síntoma de un resfriado es que nos gotee la nariz, de una pierna rota es la dificultad para caminar, y de la artritis, la dificultad para realizar actividades motoras con precisión. Las acciones que se ponen en práctica para aliviar las narices goteantes, para ayudar a la gente a caminar o a realizar tareas de detalle las denominamos «tratamientos». El sida, la esquizofrenia, el trastorno bipolar y ahora el Alzheimer, todas ellas consideradas intratables en algún momento del pasado, en la actualidad son tratables, aunque no curables.

El tratamiento siempre incluye algo más que fármacos. Retomando el ejemplo de la rodilla lesionada e hinchada, además de los analgésicos, el tratamiento incluía la modificación del entorno físico (una rampa o un ascensor mecánico en casos extremos), el uso de otros objetos como un bastón o muletas, baños calientes, la aplicación de agua en rápido movimiento (hidroterapia) y una rodillera. Los cambios en el comportamiento y en el estilo de vida que reducen los síntomas también son tratamientos. El tratamiento de una rodilla hinchada también implica evitar los deportes duros, poner la pierna en alto por encima del nivel de la cadera o incluso tumbarse con frecuencia, y caminar para rehabilitar músculos y nervios. Para los síntomas no curables, el tratamiento de reducción del dolor se basaría la receta de fármacos, por ejemplo medicamentos antiinflamatorios, analgésicos e incluso una pastilla para dormir.

Una mezcla de tratamientos farmacológicos y no farmacológicos parece ser la terapia más eficaz para tratar la enfermedad de Alzheimer y los trastornos asociados como la ansiedad, la depresión y la pérdida cognitiva. Sería obviamente útil un intento de coordinación que empleara primero las soluciones directas de menores costes y después los otros tratamientos más molestos para el paciente y de mayor coste. El tratamiento coordinado supone la clave para desarrollar la capacidad de la sociedad para tratar con este problema creciente.

Las cuatro aes pueden tratarse (es decir, reducirse) mediante un tratamiento basado en un enfoque de coordinación en el que se utilicen de forma creativa tanto el entorno social y físico como los fármacos. El siguiente tratamiento coordinado en tres partes para reducir los síntomas, los comportamientos y los efectos terciarios del Alzheimer también puede utilizarse para tratar cualquier otra enfermedad o condición física. Las tres partes que necesitamos abordar son:

— *El entorno social*, lo que incluye la comunicación, la conducta y la actividad.
— *El entorno físico*, es decir, la forma en que se ven y se sienten el entorno interior y exterior.
— *Tratamiento médico/farmacológico*, lo que incluye el tratamiento para los excesos de incapacidad, los efectos terciarios del Alzheimer y los potenciadores cognitivos.

Un tratamiento como este no implica que los científicos tengan que dejar de buscar una cura para las enfermedades crónicas como el Alzheimer, el Parkinson, todo tipo de cánceres, el trastorno bipolar, la artritis o el lupus. E igualmente la búsqueda de curas no debe evitar que las personas que sufren estas enfermedades reciban un tratamiento que reduzca sus síntomas y mejore su calidad de vida.

En mi propia experiencia en la residencia Hearthstone, donde he pasado más de una década cuidando a los enfermos y respondiendo a sus necesidades, he aprendido que lo que mejor funciona es seguir la siguiente secuencia de tres pasos: primero identificar y evaluar los síntomas y los comportamientos relacionados, después aplicar los tratamientos no farmacológicos, y finalmente, después de examinar los progresos, emplear las intervenciones farmacológicas para reducir los síntomas que todavía se manifiesten.

PROGRAMA DE TRATAMIENTO FARMACOLÓGICO Y NO FARMACOLÓGICO DE TRES PASOS

1. Describir los comportamientos e identificar los desencadenantes contextuales.
2. Realizar una adaptación del cuidador, el entorno físico o el régimen de medicación, en resumen, el contexto.
3. Si es necesario, emplear la dosis más baja posible de tratamiento farmacológico para salvar las diferencias restantes.

Un ejemplo muy simple sobre cómo ayudar a alguien a lavarse puede servir para explicar el proceso. Un cuidador cree que ya es hora de ayudar a una persona que vive con el Alzheimer a lavarse. Cuando se lo dice (lo que realmente le dice es: «Tienes que darte un baño»), la persona se resiste y empieza a volverse contra su cuidador: «Esto es como una cárcel. Deja de obligarme a hacer cosas que no quiero hacer», le grita. En vez de pensar que el enfermo está fuera de control, el cuidador mira a su alrededor para buscar la razón por la que el enfermo se muestra a la defensiva y opone resistencia. Entonces se da cuenta de que la persona con Alzheimer no ve el baño desde el sillón en el que está sentado, ni tampoco se siente sucio ni cree que necesite lavarse.

Para resolver la situación, el cuidador va al baño y abre la ducha para que se oiga el ruido del agua corriente. Después le dice al enfermo que ha sido un día muy largo y que ha estado realizando mucha actividad física. «Y tú también», dice dirigiéndose a la persona con Alzheimer. Después se huele las axilas y aparta la nariz con un gesto de asco. «¿Cómo hueles tú?», le pregunta mientras olfatea el aire a su alrededor. Entonces le comenta que cree que él también necesita lavarse un poco en el baño. «¿Oyes el agua? Seguro que se está muy bien bajo la ducha calentita», dice. Se levanta, coge una esponja y empieza a lavarse los brazos. «Extiende la mano», le pide a la persona con Alzheimer y le pasa la esponja sobre la piel con cuidado mientras le cuenta cuánto le gustaba darse una ducha cuando llegaba a casa después de trabajar. «¿Te acuerdas de lo bien que te sentías?», le pregunta sin esperar respuesta. Después de todo eso, el cuidador puede acompañar al enfermo al baño y lavarlo un poco más con la esponja o, si el enfermo se quita la ropa y se sienta en la silla que ha colocado para él en la ducha, su cuidador puede utilizar la alcachofa de la ducha para irle lavando empezando por los pies y después subiendo. Si la agitación y la resistencia continúan, tendrá que consultar con un médico si un ansiolítico serviría para calmarle lo suficiente y que la próxima vez que hiciera falta lavarle, él se mostrara más colaborador.

Antes de tratar un síntoma, hay que identificarlo, analizarlo y evaluarlo para poder determinar qué hacer para reducirlo. Identificar un síntoma significa mirar sus elementos de cerca para comprender qué se puede hacer para aliviarlo. Decidir si una pastilla es el mejor tratamiento para alguien que muestra ansiedad o si serían más efectivos la música relajante, un abrazo de un amigo o conseguir que se interese por un pasatiempo que antes era parte de su vida cotidiana necesita de una comprensión más profunda y más precisa de su ansiedad. Observar lo suficiente para identificar y describir la conducta sintomática en detalle es el primer paso necesario. ¿Parece preocupado o grita? ¿Se queda tan paralizado de miedo que se niega a salir de la cama o sale de la cama pero se pasa el día preocupándose?

Para determinar el tratamiento apropiado también hace falta comprender los acontecimientos que pueden haber desencadenado ese comportamiento. ¿La observación o los registros muestran que sufre más ansiedad cuando está rodeado de ciertas personas o en algún lugar en concreto? ¿Hay alguna situación en particular que le provoca más ansiedad, por ejemplo hacer alguna salida o ver a ciertas personas? ¿Se da alguna molestia o enfermedad relacionada que el enfermo no puede describir, pero que, si se trata, reduce su nivel de ansiedad? Es posible que se esté ante un exceso de incapacidad. La pérdida de visión o auditiva son excesos de incapacidad que muy a menudo se pasan por alto.

Una vez comprendido el contexto es posible modificar los desencadenantes de las conductas sintomáticas que se han identificado: el cuidador, el entorno físico, la medicación… Una acción no farmacológica se convierte en tratamiento cuando se aplica sistemáticamente y reduce los síntomas de forma perceptible. Si se ponen en práctica medidas no farmacológicas y los síntomas persisten, deberá emplearse medicación. Cuando los fármacos son necesarios deben utilizarse con mucho cuidado, conociendo bien los efectos propios del fármaco y los efectos secundarios, y en la menor dosis posible para conseguir los efectos deseados.

El Centro de referencia estatal de atención a personas con enfermedad de Alzheimer y otras demencias (CRE) del gobierno español, situado en Salamanca, está realizando importantes esfuerzos para incluir intervenciones no farmacológicas en sus programas de tratamiento e investigación, tanto para sus pacientes de día como para sus residentes permanentes. Entre estas intervenciones se incluyen el uso de unos robots con forma de bebé foca que responden ante los estímulos, una Sala Multisensorial Snoezelen, y varios juegos de desafíos mentales con una consola Wii. El CRE, en colaboración con la Universidad de Salamanca y la Fundación Reina Sofía, ha albergado una serie de seminarios internacionales durante 2010 y volverá a hacerlo en 2011, para desarrollar un libro blanco de consenso sobre los aspectos fundamentales de las terapias y los tratamientos no farmacológicos para la demencia, donde se incluirán los siguientes temas: terapias no farmacológicas creativas, metodología de evaluación, diseño medioambiental, ética, tecnologías de información y comunicación, y modelos de intervención social.

El trabajo del Centro de referencia estatal de atención a personas con enfermedad de Alzheimer y otras demencias servirá como base para el debate en la cumbre *Global Alzheimer's Research Summit* (Cumbre global para la investigación en Alzheimer), que se celebrará en Madrid en 2011, una iniciativa ambiciosa que está llevando a cabo España como parte de la iniciativa global: «2011, Año de la investigación en Alzheimer» (http://www.alzheimerinternational2011.org). La Fundación Reina Sofía de Madrid y la Fundació Pascual Maragall de Barcelona, junto con el CRE en representación de todo el estado, se han unido para revolucionar el campo de las intervenciones no farmacológicas en las demencias. En esta cumbre internacional, por primera vez en la historia, las intervenciones no farmacológicas para el cuidado de las personas con Alzheimer han recibido la misma importancia que los enfoques de tratamiento farmacológico.

Pero estos no son los únicos esfuerzos en el desarrollo y la aplicación de tratamientos no farmacológicos para las demencias que se están produciendo en España. La Fundación María Wolff de Madrid, bajo la dirección de su presidente Rubén Muñíz, fue pionera en el empeño de darle importancia a nivel internacional a los tratamientos no farmacológicos para la demencia, celebrando uno de los primeros congresos internacionales sobre el tema en 2006 al que acudieron expertos de todo el mundo con el propósito de que este campo de investigación y práctica clínica se estableciera como una vía legítima en el tratamiento del Alzheimer.

La Confederación Española de Familiares de Enfermos de Alzheimer y otras Demencias (CEAFA) representa a los familiares de las personas que viven con la demencia. Su misión es mejorar la calidad de vida de las personas con demencia y proporcionarles apoyo, por ello se muestran siempre dispuestos a alentar cualquier esfuerzo que se lleve a cabo para descubrir cómo las intervenciones no farmacológicas pueden mejorar las vidas de las personas con demencia y de sus cuidadores en España.

También el INGEMA (Instituto Gerontológico Matia) tiene por costumbre incluir los modelos sociosanitarios y psicosociales de cuidado más novedosos en sus residencias comunes y asistidas, sus centros de día y sus proyectos de investigación para mejorar la calidad de vida de sus clientes y su grado de implicación y atención. Su galardonado proyecto de investigación «*Efficacy of Non-Pharmacological Treatments for Elderly and Alzheimer's patients*» (Eficacia de los tratamientos no farmacológicos en ancianos y pacientes con Alzheimer) supone una contribución muy significativa a este campo.

EL TRATAMIENTO MÉDICO

En la actualidad, las placas y las marañas que se producen en los cerebros de las personas que tienen la enfermedad de Alzheimer son inevitables, aunque hay estudios que apuntan algunos indicios prometedores: la investigadora de Boston Nancy Emerson Lombardo sugiere una dieta rica en antioxidantes que contenga alimentos como las verduras de hoja verde y los arándanos; Linda Teri, investigadora de California, ha demostrado que el ejercicio físico puede reducir la depresión asociada al Alzheimer. La prensa generalista pregona a los cuatro vientos que ejercitando el cerebro haciendo crucigramas diariamente o asistiendo a clases para adultos prevenimos el Alzheimer. No obstante, todavía no sé sabe cuánto tiempo o a qué edad hay que empezar a llevar un estilo de vida saludable para reducir la probabilidad de sufrir Alzheimer. Al hablar del valor de la investigación y las opciones de tratamiento debemos ser conscientes de lo lejos que estamos de encontrar una cura. Los químicos, los biólogos y los neurocientíficos trabajan a destajo para encontrarla y las esperanzas de todos nosotros se unen con las suyas en su búsqueda incesante.

Pero, hasta que la encuentren, se utilizan habitualmente medicamentos para el tratamiento del Alzheimer. Los avances médicos en el tratamiento que se publicitan en los medios normalmente se refieren a la investigación de fármacos que intentan potenciar las funciones cerebrales, sean farmacológicos, como los inhibidores de la colinesterasa, o naturales, como el ginkgo biloba. Y cualquier posibilidad de «arreglar» el cerebro, sobre todo si es con una «píldora milagrosa», es siempre acogida con un gran entusiasmo público. Sin embargo, el Instituto Nacional Británico para la Salud y la Excelencia Clínica (NICE, según sus siglas en inglés) recomendó en 2004 que el Servicio Nacional de Salud (NHS, según sus siglas en inglés) dejara de financiar los fármacos denominados «potenciadores cognitivos» porque no producían efectos que hicieran que su coste mereciera la pena. Se produjo un aluvión de críticas en todo el Reino Unido por parte de la Sociedad para el Alzheimer, el público en general, algunos políticos y varias compañías farmacéuticas que afirmaban que esa decisión perjudicaría a los enfermos de Alzheimer, y que finalmente llevaron a un proceso judicial. Evidentemente, esa cuestión tan básica necesita ser debatida a nivel nacional e internacional para llegar a una solución que sea lo más beneficiosa posible para todos.

Las pastillas, los fármacos y otros medicamentos actúan sobre la química del cuerpo y el cerebro. Se emplean muchos tipos de fármacos para el tratamiento de los síntomas del Alzheimer, entre ellos medicamentos para las enfermedades producidas por el exceso de incapacidad, antipsicóticos, antidepresivos, ansiolíticos y potenciadores cognitivos.

Un exceso de incapacidad es una dolencia o una enfermedad secundaria que hace que la enfermedad principal parezca más grave de lo que es. Si volvemos al ejemplo de mi lesión en el ligamento de la rodilla, la lesión provocó que dejara de hacer ejercicio una temporada. La falta de ejercicio podría haberme hecho ganar peso, y según fuera engordando, el peso que debía soportar mi rodilla aumentaría y consecuentemente también sufriría más dolor. Tomar más pastillas para aliviar el dolor solo conseguiría empeorar la lesión; el problema que yo tendría que tratar sería el exceso de incapacidad que agravaba mis dolores, es decir, tenía que tratarme el aumento de peso, no el dolor de la rodilla.

Entre las enfermedades y las dolencias que pueden empeorar los ya de por sí graves síntomas y conductas del Alzheimer se incluyen la neumonía y las infecciones del tracto urinario (que pueden causar agitación), las infecciones de oídos o de senos (que conllevan mareos y dolor), las interacciones no identificadas de varios medicamentos y los empeoramientos de la visión o pérdidas auditivas (que llevarían a una mayor agitación).

Los medicamentos antipsicóticos se recetan en ocasiones para tratar las alucinaciones, los delirios, la agresividad, la hostilidad y la «falta de cooperación». Dado que la falta de cooperación como respuesta a la ansiedad entre las personas que viven con el Alzheimer puede tratarse fácilmente y reducirse con remedios no farmacológicos como el hablar con suavidad y explicar lo que está pasando a la persona teniendo en cuenta su punto de vista, seguramente es un buen consejo sugerir poner en práctica este tipo de intervenciones antes de recetar un medicamento para estos comportamientos. La misma lección puede aplicarse a la mayoría de los tipos de medicamentos de los que voy a hablar a continuación.

También es posible evitar los tratamientos con antidepresivos en pacientes bajos de ánimo o irritables. Teniendo en cuenta que el humor mejora cuando las personas con Alzheimer realizan actividades productivas en un lugar que tenga muebles que les resulten familiares y una decoración que reconozcan, sería una buena idea aplicar csas acciones ambientales y comunicativas antes de utilizar medicamentos para controlar la «irritabilidad». Lo mismo puede decirse de los ansiolíticos. Estos medicamentos se suelen utilizar para tratar la ansiedad, la inquietud, las conductas verbales molestas y la resistencia. Sería aconsejable, y reduciría la posibilidad de efectos secundarios, fomentar la calma en entornos agradables y con palabras que provoquen reminiscencias, y solo emplear fármacos si estos intentos no funcionan.

Es necesario el mismo uso responsable de fármacos como los potenciadores cognitivos, conjunto que incluye o ha incluido en algún momento del pasado, Cognex® (tacrina), Reminyl® (galantamina), Exelon® (rivastigmina), Aricept® (donepezilo) y Namenda®

(memantina). Todos esos medicamentos tienen efectos secundarios y están indicados para diferentes estadios de la enfermedad. Los estudios demuestran, por ejemplo, que el donepezilo está indicado para un Alzheimer moderado o en estadio inicial, mientras que la memantina es más adecuada para un Alzheimer avanzado o en estadio final y tal vez también para un desarrollo más moderado de la enfermedad si el paciente toma también donepezilo. Los medicamentos son obviamente un tratamiento razonable si se aplican después de haber intentado otro tipo de soluciones y siendo claramente conscientes de sus efectos.

El conocimiento colectivo sobre cómo funciona el cerebro y cuánto queda en funcionamiento incluso después de sufrir la devastación del Alzheimer está creciendo pasos agigantados. Cuanto más aprendamos, mejor podremos oír la voz interior de cada persona y así poder ayudarla a que siga con nosotros. Si no conseguimos eso, nuestra propia presencia resultará destructiva para la persona que está a nuestro lado viviendo con el Alzheimer.

3
EL CEREBRO DEL ALZHEIMER

Buenas y malas noticias

> *Guardamos registro de todos los detalles de una enfermedad, pero en ningún sitio tomamos nota de las maravillas de la salud.*
>
> MARIA MONTESSORI

HAY cien mil millones de células en un órgano de aproximadamente un kilo y medio con la consistencia de la gelatina: el cerebro humano. Es el mismo número de estrellas que hay en nuestro sistema solar. Si levantamos la vista hacia el cielo en una noche clara sin luna, no conseguiremos ver más que una pequeña parte de esos cien mil millones de estrellas. Y ese es el número de células que llenan nuestro cerebro. Cuando muere una persona tras haber pasado por todas las fases de la enfermedad de Alzheimer, su cerebro suele haber perdido el 40% de su peso.

Esas son las malas noticias. Y se habla poco de las buenas. La enfermedad tiene una evolución de entre doce y quince años. El cerebro de una persona puede empezar esta evolución con unos noventa mil millones de células. Unos años después puede que este número se haya reducido hasta los ochenta mil millones y así sucesivamente. Esas son las buenas noticias: que las personas con Alzheimer todavía tienen noventa mil millones, u ochenta mil millones, o setenta mil millones de células cerebrales activas. Esas células guardan recuerdos, capacidad de aprendizaje, capacidad para ser creativas y para disfrutar de la vida. La enfermedad de Alzheimer daña el cerebro, pero una gran parte de ese mismo cerebro todavía funciona. ¡Y esas células encierran esperanza!

Cada una de esos cien mil millones de neuronas de nuestros cerebros tiene unos diez mil pequeños tentáculos, llamados axones y dendritas, que se extienden para alcanzar otras células. Unos tubos dentro de las neuronas que parecen raíles de ferrocarril refuerzan la estructura de las células, ayudan a hacer llegar los nutrientes y realizan algunas otras funciones vitales. Cuando las personas empiezan a desarrollar Alzheimer, los tubos de ciertos tipos de células se ven afectados por una proteína llamada proteína tau y se convierten en una bola de material inútil denominada maraña. Al mismo tiempo otra proteína, la beta-amiloide, empieza a formar apelotonamientos alrededor y entre las neuronas. Esos apelotonamientos en el exterior de las neuronas se denominan placas. Unas pequeñas cavidades cerebrales naturales que guardaban fluidos se van agrandando según va progresando la enfermedad y los pliegues de la capa más externa del cerebro, que también se producen de forma natural, se van haciendo cada vez más pronunciados. Esa es la descripción del cerebro con todas las «malas noticias».

Las buenas son que siguen pasando muchas cosas en nuestros cerebros mientras se van formando esas placas, marañas, cavidades, pliegues y fisuras.

Nuestros cerebros contienen imágenes y capacidades inherentes, universales y preexistentes; algo que algunos llaman instintos o sentimientos naturales. Esas capacidades de acceso inmediato que nos ayudan a todos a comunicarnos con los demás en una fracción de segundo, también son útiles para hacer que las personas que viven con el Alzheimer se comuniquen con nosotros y nosotros con ellos. Las capacidades cerebrales inherentes han evolucionado durante millones de años para ayudar a los humanos y a otros animales a adaptarse al mundo que les rodea y sobrevivir a sus peligros. Durante esta evolución algunas capacidades y percepciones se han quedado grabadas en nuestros genes y por eso nacemos ya con ciertas capacidades mentales. Por ejemplo, nuestros genes contienen la información que determina cuál de nuestras habilidades y sentidos se desarrollará primero, cuáles le seguirán y a qué edad. Genéticamente vamos a poder oír antes que ver. Por eso los bebés de ocho meses de gestación que todavía están en el vientre materno responden a los sonidos y a la música. Y como nuestro periodo crítico de desarrollo de la visión comienza con la primera exposición visual después del nacimiento, hace falta proteger a los bebés prematuros de las luces brillantes y del sol.

Cuanto más grabados genéticamente estén estos conocimientos fundamentales en el cerebro animal, ese ser dependerá menos del aprendizaje y será capaz de defenderse por sí mismo más pronto. Por ejemplo, como los pájaros tienen inherente el canto de su especie de aves, pueden comunicarse desde el momento de nacer con sus hermanos y parientes para manifestar si tienen hambre o si están en problemas.

Los investigadores han descubierto varias de estas capacidades inherentes en los animales. Uno de los descubrimientos más conocidos se desprende del trabajo del etólogo Konrad Lorenz, ganador del premio Nobel. Es la «impronta»: los gansos grises creen que el primer objeto que ven al romper el huevo es su madre y lo siguen a todas partes como buenos gansitos obedientes. Esa impronta innata llega hasta el punto de que no se refiere al primer objeto que vean al romper el cascarón; tiene que ser el primer objeto «que se mueva». Si ese matiz no fuera inherente a sus cerebros, veríamos muchas crías de ganso gris mirando árboles o arbustos a la espera de que «su madre» eche a andar.

El canto de los pájaros también es inherente a sus cerebros. Los pájaros de una especie criados en el nido de otra utilizan su propio canto cuando crecen, no el de su familia adoptiva. Volar al sur antes del invierno es una habilidad preestablecida en ciertas aves migratorias propias del hemisferio norte. Si se encierra en un planetario a pájaros pequeños sin ningún pájaro adulto para guiarlos, los pájaros vuelan «hacia el sur», o lo que parece ser el sur según las estrellas que se proyectan en el cielo del planetario, en cuanto las estrellas artificiales se sitúan en su posición invernal. En algún lugar de su estructura genética tienen una señal estelar que les hace saber que el invierno se aproxima. No sabemos cuál es, pero sabemos que está ahí. Si pasamos al mundo de los mamíferos, el pequeño ratón de campo (una criatura parecida a un ratón común que vive en nidos en la tierra en los desiertos y sale durante el día en busca de comida y el resto de cosas que necesita para sobrevivir) también tiene grabadas en su cerebro ciertas características. No importa lo lejos de su nido que vaya el ratón de campo por el desierto, ni lo intrincada que sea la ruta que ha seguido; si se encuentra en peligro, ha nacido con la capacidad de encontrar el más camino directo y en línea recta a su refugio.

LAS CAPACIDADES INHERENTES AL CEREBRO HUMANO

Aunque las técnicas de la neurociencia, aún en vías de desarrollo, acabarán por determinar cada vez con más precisión qué elementos cerebrales son inherentes a los humanos, por ahora solamente tenemos algunos indicios sobre ciertas habilidades y recuerdos inherentes al ser humano. Entre ellos se encuentran las expresiones faciales, las respuestas al contacto de otra persona, el canto y las señales para orientarse. Esas capacidades nos duran toda la vida, incluso aunque tengamos que vivir con el Alzheimer.

Las funciones cerebrales inherentes son importantes para las personas que viven con el Alzheimer porque nunca se pierden y siempre pueden tener acceso a ellas. El psicólogo y doctor en medicina de la Universidad de Nueva York Barry Reisberg, inventor de la escala para identificar las fases de la enfermedad de Alzheimer, ha desarrollado la teoría científico-estadística de la retrogénesis del Alzheimer. Afirma de forma convincente que, excepto contadas excepciones, una persona con Alzheimer pierde sus habilidades en orden inverso a la secuencia en la que las va ganando cuando es un bebé o un niño pequeño. Por ejemplo, los bebés desarrollan la habilidad de agarrar la mano de otra persona en los primeros momentos de su vida; pues ese es un instinto que se pierde cuando ya está muy avanzada la evolución del Alzheimer. O los centros del lenguaje, que se desarrollan ya avanzada la infancia, y que los afectados por la enfermedad pierden en las primeras fases, etcétera. Debido a que las características, recuerdos y habilidades inherentes preexistentes se adquieren antes incluso del nacimiento, la teoría de la retrogénesis nos llevaría a inferir que no se pierden nunca, que siempre están presentes y accesibles para la persona, aunque esta tenga Alzheimer, y por lo tanto constituirían los pilares en los que basar una comunicación y unas relaciones fructíferas.

Expresar y reconocer emociones en las expresiones faciales humanas es algo preexistente, inherente y universal; son las mismas en todas las culturas. Todo el mundo reconoce la tristeza en la cara de un ser querido que tiene que irse y la agonía expresada por la cara de una persona abatida por el dolor. La ira, una expresión marcada por las cejas unidas, los ojos vidriosos y los dientes apretados, que les advierte a los demás que tendrán problemas si siguen con lo que están haciendo en ese momento, es una expresión evidente para cualquiera que la vea. La expresión facial de sorpresa solo dura unos segundos y por tanto es difícil de fotografiar, pero todo el mundo la reconoce. La sorpresa a menudo se convierte en miedo, otra emoción inherente con una expresión asociada también inherente: las cejas levantadas, la boca abierta y los labios estirados hacia atrás. Una mueca de desagrado o desprecio con el labio superior elevado, el inferior algo adelantado y las ventanas de la nariz arrugadas es una expresión que cualquiera, incluso las personas que viven con el Alzheimer, sus cuidadores o sus familiares pueden reconocer fácilmente y utilizar a menudo.

También hay expresiones faciales de júbilo universales. Como reacción a algo que nos produce un placer sensorial ya sea visual, sonoro u olfativo, nuestras caras muestran asombro, entusiasmo, alivio, gratitud, alegría o diversión. Los acontecimientos culturales, las experiencias artísticas o que los demás sonrían y hagan chistes provocan estas emociones y sus expresiones tanto en las personas que viven con el Alzheimer como en sus cuidadores.

También tienden a funcionar igual las historias que la gente relaciona con esas expresiones. Si se le muestra a alguien la foto de una cara triste y se le pregunta qué le acaban de decir a esa persona para que se comporte así, entre las primeras frases que saldrán estará: «Ha muerto alguien de su familia». Y todos, incluidas las personas que viven con el Alzheimer, reconocemos las caras pintadas de los payasos y las historias que ellos nos cuentan con mímica nos hacen llorar o reír.

Cuando alguien toca a otra persona se libera el neurotransmisor denominado oxitocina, asociado con el nacimiento y el amamantamiento (en todos los humanos, no solo en las mujeres). Los masajes liberan oxitocina, igual que los entornos familiares. A la oxitocina se le llama el «neurotransmisor del cuidado y la conexión» porque nos hace sentir cómodos, abiertos a los demás y queridos. Se libera más oxitocina si se toca la parte frontal de nuestro cuerpo que si se toca la trasera, lo que indica que el contacto sexual está en la base de esta característica inherente en particular. En muy pocas ocasiones no se comprende el contacto humano. No es raro por ello que las personas que viven con el Alzheimer respondan tan bien al contacto de las demás, sobre todo al de la gente a la que les importan de verdad, y se muestran cariñosos en respuesta.

Los bebés responden a las caras a ciertas distancias focales de formas que engendran lazos afectivos, algo muy parecido a la impronta de los gansos. En un experimento, se les mostraban a unos bebés a unos veinticinco centímetros de sus caras dos trozos de madera con formas similares a dos raquetas de ping-pong algo más grandes de lo normal. Una tenía dibujadas seis líneas que pretendían representar una cara de forma muy rudimentaria: dos ojos, dos cejas, la nariz y la boca. La otro raqueta tenía las mismas seis líneas, pero distribuidas aleatoriamente. Los bebés respondieron con sonrisas a la raqueta que parecía una cara.

Mi propia observación de gente sentada conversando alrededor de una chimenea holográfica en el salón de la Residencia Heartstone me ha convencido de que el ser humano reconoce de forma inherente el fuego como algo protector, probablemente con vínculos mentales con el hogar, la casa, la sociabilidad, la seguridad, la calidez y la comida.

También es probable que sean inherentes la necesidad de contacto con el entorno natural y los sentimientos que nos provoca la naturaleza y estar al aire libre, parcialmente porque el entorno es una fuente de comida. Los rayos del sol, las flores, la sombra, la luz de la luna y los árboles forman una parte tan importante de nuestra naturaleza más básica, que no hace falta enseñarle a nadie cómo responder ante esos estímulos. De nuevo no resulta sorprendente que los jardines y la naturaleza sean un sitio muy apreciado por las personas con Alzheimer.

Los bebés, incluidos los fetos de más de ocho meses, reaccionan ante ciertas músicas de forma predecible. Se denomina «el efecto Mozart», porque se ha estudiado mucho el efecto de la música de Mozart en los bebés. Por lo que parece la música que tiene predominantemente un tono más alto provoca este efecto en mayor grado que las otras músicas. Aunque las razones exactas de este fenómeno no se conocen, está claro que responder a la música y hacer música es algo inherente a nosotros. Investigaciones recientes indican que probablemente las canciones (la música narrativa que expresa emociones fuertes, aunque no tenga palabras explícitas) precedieron al lenguaje como forma de comunicación.

Comprender cuánto conocimiento y experiencia innatos hay en el cerebro puede ayudar a todo el mundo a interactuar con las personas que viven con el Alzheimer con el fin de comunicarse, planificar entornos que les sirvan de apoyo, y mantener y establecer relaciones sanas y curativas.

EL CEREBRO CON ALZHEIMER ES UN CEREBRO CREATIVO

Tres importantes funciones cerebrales intervienen en el proceso creativo cerebral y cada una de ellas representa una dimensión de la creatividad. Comprender cómo se combinan esas tres operaciones cerebrales para funcionar y cuáles lo hacen mejor o peor durante el progreso de la enfermedad de Alzheimer, nos proporcionará una ventana hacia el cerebro que le permitirá a todo el mundo, incluidas las personas con Alzheimer, desarrollar en mayor medida y mejorar sus relaciones sociales.

Las tres partes son:

— *El intérprete:* Situado en la parte izquierda del cerebro, el intérprete nos permite encontrarle el sentido al mundo que nos rodea desarrollando imágenes de la realidad, historias que interpretan lo que sentimos, y normalmente proporcionándonos una visión holística del mundo y de nuestra relación con él. Esas imágenes pueden referirse al pasado, al presente o incluso al futuro, si son parte de planes de acción. El intérprete se pone a trabajar siempre que nos enfrentamos a situaciones nuevas y complejas, o simplemente cuando tenemos que hacer frente a nuestra vida cotidiana. Esta parte del cerebro funciona en las personas que viven con la enfermedad de Alzheimer, que pueden crear sus historias tan bien como cualquier otra persona.

— *El actor:* El camaleónico «actor» se mueve por todo el cerebro dependiendo de la fase de percepción y acción en la que estemos envueltos. Basándose en las imágenes del intérprete, el cerebro percibe, conceptualiza e involucra al resto de nuestro cuerpo para actuar en la película que hemos desarrollado de nosotros mismos y del mundo que nos rodea. Las personas que viven con el Alzheimer mantienen sus actores internos al mismo nivel que otras personas de su edad, pero son menos conscientes de las limitaciones de sus cuerpos y mentes. Por ejemplo, a lo largo de la enfermedad las personas que viven con el Alzheimer, que tienen su capacidad de orientación y de realización de mapas cognitivos mermada, siguen queriendo salir de casa sin darse cuenta de que pueden perderse si salen a caminar solos por la calle.

— *El comparador:* Sin darse cuenta, la gente evalúa continuamente los resultados de sus acciones mediante la comparación entre lo que ha pasado realmente y lo que ellos esperaban que hubicra pasado. Si nos ponemos ropa para un tiempo cálido y resulta que en el exterior hace más frío de lo que creíamos, volvemos a casa a ponernos otra capa de ropa. Si esperamos encontrar aparcamiento en el tercer nivel de un garaje subterráneo y no hay, lo intentamos en otra planta. En esas comparaciones que tienen lugar en nuestros cerebros lo que hacemos es revisar nuestras imágenes de la realidad.

El comparador cerebral está situado en el núcleo A10 del lóbulo frontal con una conexión con el lóbulo occipital. El comparador del cerebro de una persona que vive con el Alzheimer queda dañado en las primeras fases y, según avanza el viaje de la enfermedad, cada vez va funcionando peor. Cuando pasa esto, el enfermo repite una acción una y otra vez incluso aunque los resultados no sean los que quería. Por ejemplo, puede que intente repetidamente abrir una puerta que está cerrada con llave o que se levante para echar andar cuando a los demás les resulta evidente que sus piernas no le sostienen. Para continuar funcionando lo mejor posible, la persona que vive con el Alzheimer necesita reemplazar las funciones de su comparador cerebral dañado con apoyos visuales, señales, cosas que le ayuden y otras formas de contrarrestar los efectos de los daños.

Comprender estas tres funciones permite a todo el mundo entenderse y comunicarse mejor. Por ejemplo, si una persona con Alzheimer que vive sola o con un cuidador tiene el día lleno de tareas y aventuras que se basan principalmente en el intérprete del cerebro, es más probable que tenga un día pleno y lleno de experiencias de calidad. Ya más avanzada la enfermedad, las actividades que estimulan las funciones del actor del cerebro, por ejemplo visitas a museos, visionado de cortometrajes o asistencia a lecturas de poesía, son actividades tremendamente accesibles para las personas que viven con el Alzheimer. Aunque siempre es bueno ejercitar cualquier parte del cerebro, las actividades que se basan principalmente en el comparador cerebral de la persona (su capacidad para recordar lo que ha ocurrido y revisar una percepción o una actitud expresada) cada vez se harán más difíciles y provocarán mayor frustración. Aquí se incluyen todas las tareas que requieran comparación de una experiencia reciente con una del pasado, por ejemplo comparar el tiempo o una película que se ha visto hoy con los del día anterior.

Cuanto mejor entendamos el cerebro, sus capacidades inherentes y sus capacidades creativas, mejor podremos organizar actividades y comunicarnos con la otra persona durante el progreso del Alzheimer. Al mismo tiempo tenemos que desterrar algunos mitos relacionados con el cerebro con Alzheimer que son demasiado simplistas pero de adopción fácil.

EL MITO DE LA MEMORIA A CORTO Y LARGO PLAZO

La enfermedad de Alzheimer es popularmente vista como una pérdida de memoria porque superficialmente la persona parece haber «olvidado» cosas (un mensaje que tenía que dar, un nombre, una cita). Esto ocurre porque el hipocampo (una parte clave del cerebro que es crucial para clasificar experiencias, insertarlas en la memoria a largo plazo y recuperar cualquier tipo de recuerdo) queda dañado muy pronto en el progreso de la enfermedad. El daño en el hipocampo resulta en que las personas no son capaces de insertar y clasificar experiencias en sus cerebros con tanta facilidad como antes, lo que hace que a los demás les parezca que la persona tienen dificultades para recordar experiencias inmediatas poco después que ocurran. La mayoría de la gente cree que el principal síntoma asociado al Alzheimer es que la gente «olvida» cosas, pero no es así.

El grado de dificultad que la persona tiene para clasificar y después recuperar los cambios en los acontecimientos cambia a lo largo de la enfermedad; con el tiempo la capacidad se reduce cada vez más. La visión hipersimplificada que dice que las personas que viven con el Alzheimer pierden su memoria a corto plazo, pero mantienen la memoria a largo plazo, no ayuda a comprender toda la complejidad de la persona, ni lleva al desarrollo de un tratamiento eficaz o a tener una vida de calidad. Esta visión unidimensional lleva a crear tratamientos que solo se centran en la memoria, cuando la imagen cognitiva y neurocientífica de las personas que viven con el Alzheimer es más dinámica y merece una visión menos cruda. La persona también es más compleja y dinámica que todo eso y merece ser tratada con mayor interés, comprensión y respeto. Aunque el hipocampo representa un papel importante en el cerebro afectado por el Alzheimer, haciendo que la «pérdida de memoria» parezca un factor fundamental, una visión más amplia de ese cerebro proporciona una imagen multidimensional más rica que lleva a tratamientos más afinados.

El hipocampo es la llave para abrir el banco de memoria del cerebro, igual que la llave del coche abre la guantera donde guardamos mapas y otros objetos con información de interés. El hipocampo es un órgano pequeño con forma de herradura que forma parte del sistema límbico del cerebro, un conjunto de estructuras que engloba una gran variedad de funciones entre las que se incluyen la emoción y la memoria a largo plazo. Nos proporciona a todos nosotros acceso a los recuerdos que ya hemos almacenado. El neurocientífico Bruce McNaughton, de la Universidad de Arizona, describe el hipocampo como algo que «clasifica cada experiencia, y por tanto recuerdo, para poder recuperarlo posteriormente». El hipocampo nos permite insertar nuevos recuerdos (incluyendo pensamientos y sentimientos) de experiencias recientes en nuestros bancos de memoria a largo plazo y los etiqueta para poder recuperarlos en otro momento. Como este elemento del cerebro queda dañado pronto en el progreso de la enfermedad de Alzheimer, las personas parecen tener dificultad para «recordar» cosas que acaban de pasar, e incluso cosas que pasaron hace mucho tiempo, a menos que esos recuerdos sean evocados con pistas por una persona u objeto dentro de su contexto. Igual que en la obra de Marcel Proust *En busca del tiempo perdido*, en donde el sabor de una magdalena en casa de su abuela despertaba sus recuerdos, los sabores, los olores y las imágenes visuales contribuyen a facilitar el acceso de las personas que viven con el Alzheimer a esos recuerdos.

Todos y cada uno de nuestros recuerdos están en nuestros cerebros. No nos olvidamos tan fácilmente de nuestros hijos, de nuestras alegrías y nuestras penas, o de nuestras relaciones afectivas. Solo cuesta más acceder a esos recuerdos sin ayuda.

Si ha pasado alguna vez por una experiencia traumática o se ha emborrachado mucho una noche, ya conocerá la sensación de la que estoy hablando; sabe que ha ocurrido algo, pero no hay manera de localizar una frase o una persona concreta en lo que recuerda de la experiencia. Pero una vez que alguien le da una pista con un hecho o una imagen, de repente las cosas empiezan a tomar forma. Pues así mismo es como se siente uno con un hipocampo dañado. No resulta sorprendente que los métodos que ofrecen pistas con palabras clave, fotos y música sean enfoques de interacción terapéutica para las personas que viven con el Alzheimer probados y certificados por el uso. Sabiendo esto, las personas que hayan recibido recientemente en diagnóstico de Alzheimer pueden ayudarse estableciendo sistemas de apoyo con pistas antes de que los necesiten.

Mi colega Cameron Camp ha desarrollado, basándose en la investigación, un método muy emocionante para el tratamiento del Alzheimer a partir de la demostración de que las personas que viven con el Alzheimer puede aprender de forma definitiva y recordar cosas nuevas si se les enseña sistemáticamente, despacio, y en intervalos de tiempo precisos y crecientes. Se denomina «recuperación espaciada». Esta técnica emplea el aprendizaje procedimental (el que se utiliza para aprender a montar en bicicleta, conducir o comer con palillos) para ir guiando pacientemente a las personas que viven con el Alzheimer para que graben nuevas experiencias en sus cerebros. Utilizando la repetición y el encadenamiento de éxitos, las personas que viven con el Alzheimer pueden aprender y recordar. En las presentaciones en público, Cameron consigue rápidamente que cualquier audiencia se dé cuenta de que las personas con Alzheimer pueden aprender en cualquier fase de la enfermedad. Le pregunta a una sala llena de cuidadores: «¿Qué ocurre cuando se sienta a otra persona en la silla de Mary en el comedor a la hora de comer?», y la audiencia le responde: «Que Mary se enfada o se molesta». Cameron entonces señala que Mary no sabía dónde estaba su silla antes de irse a vivir a la residencia, por lo tanto, debe haber aprendido eso en el tiempo que ha estado allí. ¿Cómo lo ha hecho?

Cameron también fue un pionero en la adaptación de los principios educativos de Maria Montessori para las personas que viven con el Alzheimer con la intención de ayudarles a utilizar sus capacidades de aprendizaje procedimental en sus vidas. En el Instituto Gerontológico Matia (INGEMA), situado en San Sebastián, su subdirectora, Elena Urdaneta, está supervisando un proyecto que utiliza esos enfoques en cuanto a la actividad de Montessori que posteriormente desarrolló Camp. Han descubierto que estos enfoques sirven de ayuda tanto a enfermos como a cuidadores que se encuentran en situaciones de apatía, tristeza o angustia.

El daño en el área de la función ejecutiva del lóbulo frontal provoca que a las personas que viven con el Alzheimer les resulte difícil organizar secuencias de acontecimientos en un solo proceso. Para la mayoría de la gente esto sucede tempranamente en el progreso de la enfermedad, aunque, igual que otras características, esta dificultad va aumentando con el tiempo. Una persona que vive con el Alzheimer no «olvida» cómo vestirse o lavarse los dientes; solo le resulta más difícil poner todos los pasos en el orden correcto en actividades con varias fases como esas. Vestirse, por ejemplo, requiere encontrar el armario o el vestidor, saber dónde están guardadas las diferentes piezas de ropa, seleccionar los elementos de ropa adecuados para el tiempo y las actividades del día, escoger piezas que combinen una con otra, sacar todos esos objetos, ponérselos del derecho y en el orden correcto, y finalmente cerrar cremalleras, botones u otros cierres. Hacen falta más de cincuenta pasos para vestirse y esa solo es una de las secuencias que tenemos que realizar cada día. Cepillarnos los dientes, darnos una ducha, hacer el desayuno, ir al trabajo, conducir, pagar facturas y hacer la compra son secuencias extremadamente complejas. La mayor parte de la gente lleva a cabo estas actividades cotidianas de forma fácil y automática sin ser conscientes de la complejidad de las tareas que están haciendo con tan poco esfuerzo o las dificultades que otros pueden encontrar en esas mismas tareas. A las personas que viven con la función ejecutiva de su lóbulo frontal dañada por el Alzheimer les resulta difícil llevar a cabo operaciones que parecen muy simples, pero que realmente son secuencias extremadamente complejas. Aunque la persona parece estar «olvidando» cada vez más cómo se hacen estas cosas, no se trata de un problema de memoria. Si los objetos para realizar la tarea están situados apropiadamente y son visibles (la pasta de dientes, el vaso de agua y el cepillo o la secuencia correcta de ropa que se tiene que poner), las personas con Alzheimer tienden a «recordar» lo que necesitan hacer con esos objetos y consiguen completar las tareas con éxito.

Otros órganos del cerebro que están implicados en la enfermedad se ocupan del control de los impulsos; evitan que actuemos impulsivamente incluso aunque sintamos que queremos hacerlo. Cuando uno de ustedes o yo nos enfadamos con alguien en un acontecimiento social, no nos lanzamos inmediatamente a darle un puñetazo. Si nos sentimos sexualmente atraídos por alguien en público, no tratamos de exhibirnos o de tocar a la otra persona de una forma inapropiada en ese mismo momento. La mayor parte de las veces cuando nos enfadamos y hacemos algo de lo que más tarde nos arrepentimos, nos regañamos a nosotros mismos y nos convenimos a controlar mejor nuestras acciones en vez de creer que no deberíamos habernos enfadado. Un córtex orbitofrontal, un tálamo y un hipocampo sanos hacen las funciones de inhibidores de las conductas potencialmente destructivas. Como durante el progreso del Alzheimer estos órganos se van dañando cada vez más, las personas poco a poco van actuando más siguiendo lo que sienten (de la misma forma que nosotros lo haríamos si estuviéramos sometidos a una gran presión). Esta falta de control social de los impulsos no significa que «olviden» cómo deben comportarse; es una pérdida de control sobre los sentimientos que surgen de manera natural. Preparar acontecimientos sociales o entornos físicos que provoquen las conductas apropiadas es una forma de evitar comportamientos sociales inapropiados en las personas con el control de los impulsos reducido. Esto no es difícil de hacer. Por ejemplo, si alguien tiende a enfadarse con facilidad y se quiere hacer una fiesta de cumpleaños para él, hay que asegurarse de que será en el comedor mejor que en una sala comunitaria, que él se sienta cerca de su nieta favorita hacia la que se siente protector, y que la nieta lleva una etiqueta con dibujos festivos y su nombre en letras grandes. El comedor le hace saber que tiene que tener un comportamiento propio de una cena y la nieta le evoca sus instintos cariñosos intrínsecos, mientras que la etiqueta con el nombre le da pistas a su memoria.

ALUCINACIONES Y DELIRIOS

Una persona que vive con el Alzheimer o una que sufre demencia puede que a veces sienta que está ocurriendo algo que no lo está haciendo de verdad o que crea que hay alguien presente o algo ahí que no está realmente. Mi amigo y mentor Paul Raia, que está al frente de la Sección de Cuidado del Paciente y Apoyo Familiar de la Asociación para el Alzheimer de la zona de Massachusetts, ve todos los días personas con Alzheimer y familiares que tienen que vivir situaciones difíciles de este tipo todos los días. Entre las historias que le cuentan a menudo están algunas como estas:

— Mirando directamente a su mujer, un hombre dice: «Tú no eres mi mujer. Te pareces a ella, pero no eres mi mujer».
— Al ver las sombras en la pared provocadas por una farola que hay al otro lado de la ventana, una mujer sale corriendo de su habitación y dice: «Hay alguien agazapado en mi habitación».
— Al ver a varias personas en su casa que no reconoce, una mujer bastante sociable se queja diciendo: «Yo no he invitado a esta gente a mi fiesta y no tengo dinero para darles de comer a todos. Diles que se vayan».
— Cuando llega el correo, un hombre que tiene dificultades entendiendo las facturas se enfada porque «la gente no deja de escribirme cartas muy raras».

En el caso de la esposa que su marido no reconoce, el sistema dañado es el emocional. La persona ve y reconoce a su mujer (sistemas visual y perceptivo), pero hay algo emocional que no le encaja; no siente por ella lo que sabe que debería sentir si esa persona fuera su esposa. El segundo, las sombras que se mueven y que le parecen una persona agazapada en su habitación, es un ejemplo de daños en los sistemas visual y perceptivo. El tercer ejemplo tiene una base psicológica: la persona siente que todos los que la rodean se están aprovechando de su generosidad. Y el último es un ejemplo de paranoia.

La primera línea de ataque en estas situaciones o similares es preguntarnos: «¿Qué está ocurriendo?». Si el problema es emocional o visual, puede servir de ayuda cambiar el contexto. Por ejemplo, la mujer que su marido no reconoce puede irse en silencio de la habitación y después volver a entrar con una gran sonrisa y decir: «Hola, Joshua. Soy tu mujer, Sylvia, y nos queremos mucho». Si su marido dice que alguien que se parecía mucho a ella acaba de estar ahí, Sylvia le dirá algo así como que probablemente sería una de las muchas personas que se parecen a ella. Si las sombras son lo que causan el problema, alguien puede echar las cortinas por la noche y encender una luz suave.

Las alucinaciones y delirios psicológicos y paranoides son más difíciles de abordar de forma no farmacológica y lo más seguro es que sea necesaria una intervención médica más directa e inmediata. Los investigadores que estudian estos temas han identificado diferentes tipos de delirios: los delirios paranoides o con problemas de identificación, como pensar que un cónyuge es un impostor y que su casa no es su casa, y los «delirios factuales», como creer que uno es el director de un programa, cuando realmente no es más que un participante. Pero hay que tener cuidado; algunos errores factuales no son más que el resultado de un fallo de memoria y de vista y no deben confundirse con delirios.

Delirios como los descritos son consecuencia en parte de los daños en el comparador cerebral. Si el comparador del lóbulo frontal está dañado, la persona tendrá más dificultades para identificar lo que es real, comparar su experiencia interna con los «hechos» externos, vincular las nuevas experiencias con recuerdos del pasado y evitar que se consoliden creencias falsas en su cerebro.

Saber que las alucinaciones y los delirios están provocados por cambios específicos en el cerebro puede ayudar a los cuidadores a darse cuenta de que la persona que vive con el Alzheimer no está «loca». También contribuye a que acepten que en muchos casos una acción específica puede ayudar a reducir las alucinaciones y los delirios, como los ejemplos de salir de la habitación y volver a entrar presentándose, cambiar las luces o las ventanas para que ya no haya sombras, o enseñarle a la persona su diploma de licenciatura si su delirio le hace creer que usted no es lo que dice ser.

Cuando la persona con la que has vivido cincuenta años dice que no eres tú o que la casa en la que está no es la suya, es posible que las personas cercanas se asusten. Sin embargo, a veces esos delirios proporcionan perspectivas valiosas sobre las necesidades emocionales interiores de la persona que pueden dirigir a los cuidadores para encontrar la mejor manera de ayudar al enfermo. Por ejemplo, alguien cuya paranoia hace que acuse a su hija de haberle quitado el bolso puede que le esté haciendo saber a los demás que siente que ha perdido su identidad personal. Después de todo, lo que se guarda en el bolso es la «identidad personal» de alguien y si no lo tienes, ¿cómo vas a saber quién eres? Todas las cosas importantes están en ese bolso. Ese delirio en concreto nos dice que lo que hace falta para que ella se sienta completa es darle un propósito y hacerla sentir como una persona valorada. Como decía Freud, las alucinaciones y los delirios pueden ser mapas de carreteras de la psique (aunque en este caso se trate de un psique dañada por la enfermedad).

No todas las alucinaciones y delirios son cosas malas que hay que hacer desaparecer, pero si le causan a la persona un dolor constante o son peligrosas para el enfermo o las personas de su entorno y no pueden cambiarse de forma no farmacológica, será necesario el uso de fármacos.

EL LENGUAJE

Las áreas de Wernicke y de Broca del cerebro (que recibieron esos nombres por el fisiólogo y el neurólogo que las descubrieron) controlan nuestra comprensión de las palabras que oímos y nuestra capacidad de encontrar las que expresan lo que queremos decir: el lenguaje hablado receptivo y el expresivo. Los centros del lenguaje se ven afectados más bien a la mitad de la enfermedad y más en unas personas que en otras. Cuando esto ocurra, a las personas les costará encontrar las palabras que necesitan para expresarse o parecerá que no comprenden a los demás. Ambos déficits no siempre van de la mano. Una persona con una demencia en el lóbulo temporal es probable que tenga más dificultades para encontrar las palabras para expresarse que para comprender a los demás, por ejemplo.

Aunque una persona con Alzheimer no pueda encontrar ciertas palabras que necesita, probablemente sí que conocerá el significado de lo que quiere decir. En algún lugar del interior de su cerebro lo sabe. El truco en estos casos está en utilizar todos los demás sentidos para adivinar lo que la otra persona intenta expresar (el tacto, un «te quiero», un «parece que estás triste», un abrazo) y así descubrir el significado implícito en la situación.

EL SENTIDO DEL TIEMPO

Cuando un área denominada el núcleo quiasmático sufre daños, nuestro reloj interno natural (que está programado más bien para un día de veinticinco horas que para uno de veinticuatro) se vuelve loco. El reloj interno nos permite saber qué hora del día es aunque llevemos horas encerrados en una sala de reuniones sin ventanas. Una persona que vive con el Alzheimer seguramente tendrá dificultades para saber eso; puede que piense que está en el medio de la noche porque no ha visto la luz del día durante todo el tiempo que puede recordar. Esto, entre otras cosas, lleva a que esa persona pregunte repetidamente: «¿Cuándo nos vamos?», o que se despierte en medio de la noche pensando que ya es de día, o que muestre ansiedad cuando le resulta evidente que llega el final del día (a esto se le denomina «síndrome vespertino», «síndrome de la puesta de sol» o *sundowning*).

Los *zeitgebers* (es decir, sincronizadores temporales ambientales) nos recuerdan la hora correcta y nos ayudan a orientarnos en lo que respecta al tiempo a lo largo del día. El sol y el tiempo atmosférico son *zeitgebers* excelentes porque ponen en hora de forma natural los relojes internos de las personas. Alguien al que le acaban de diagnosticar Alzheimer y que quiera evitar ese trastorno temporal debería salir a dar paseos regularmente para así poner en hora su reloj interno. Una hora al sol cada mañana es el mejor sincronizador temporal. Los alojamientos colectivos para personas con Alzheimer, por ejemplo las residencias asistidas para las personas con problemas cognitivos, suelen permitir el acceso a un jardín diseñado de forma segura con pistas para situarse y formas de hacer consciente al enfermo del lugar en el que se encuentra. Caminar por un jardín especialmente planeado como forma de reiniciar el reloj corporal es un tratamiento fundamental para evitar que los enfermos se despierten en medio de la noche y otros trastornos temporales.

LAS EMOCIONES

Situada en el sistema límbico cerca del hipocampo, la amígdala mantiene su función hasta un estado avanzado de la enfermedad y es la clave para la comunicación y para tener relaciones plenas con las personas que viven con el Alzheimer. Siempre que tenemos una reacción emocional ante una persona, acontecimiento o lugar, o que nos expresamos de una manera emocional, es nuestra amígdala la que se pone en funcionamiento. Este órgano con forma de almendra (*amygdale* es la trascripción de «almendra» en griego) procesa las emociones de nuestros cerebros, especialmente las emociones de la ira y el odio, pero también el amor y el cariño. La amígdala permanece sana hasta momentos muy avanzados de la enfermedad, consiguiendo así que las personas con Alzheimer sean exquisitamente sensibles a los sucesos y estados emocionales de otras personas. Los cuidadores y los enfermos que logran conectar a nivel emocional mediante la lectura de las emociones del otro y la expresión de las suyas propias, se comunicarán de forma eficaz incluso aunque uno de los dos tenga Alzheimer.

En resumen, en el cerebro de una persona que vive con el Alzheimer suceden muchas cosas más que una simple pérdida de memoria. Debemos sensibilizarnos ante los cambios si no queremos que la persona se sienta rechazada porque nosotros no sabemos cómo afrontarlos.

4

EL ARTE Y EL ALZHEIMER

Cómo conectar con el enfermo a través de las artes visuales

El arte nos revela la esencia de las cosas, la esencia de nuestra propia existencia.

RUDOLF ARNHEIM

IR a museos de bellas artes o acudir a lecturas de poesía y conciertos son diversiones relajantes en una vida centrada en la familia, el trabajo e incluso el ocio. Muy pocos de nosotros integramos la expresión artística en nuestras vidas cotidianas y no vamos a representaciones o exposiciones de arte regularmente. Los artistas profesionales son la excepción. Y nuestra vida es más pobre por no hacerlo. Todos tenemos una necesidad y una aptitud natural para el arte y solo nos damos cuenta de hasta qué punto llega cuando nos vemos sin apoyos de otro tipo en nuestras vidas.

Para los ancianos en general y para las personas que viven con el Alzheimer en particular, que han perdido su capacidad para desarrollar sus trabajos y que ahora toman parte en menos actividades íntimas familiares, verse implicados en experiencias artísticas tiene una especial importancia. Las artes pueden proporcionarle significado a lo que para muchos es una vida que va perdiendo sentido cada día. El arte conecta a las personas con su cultura y con su comunidad. Le da significado a sus vidas, un significado que las personas que viven con el Alzheimer anhelan con todas sus fuerzas.

La enfermedad de Alzheimer trae consigo una sensibilidad añadida y una apertura al arte, incluso para las personas que tenían muy pocas aptitudes artísticas en su vida pasada. Y la persona se va dando cuenta de esto mediante la participación en experiencias artísticas. Para que estos efectos se produzcan, los cuidadores tienen que creer que la persona que quieren y que vive con el Alzheimer, y por tanto sin una fuerte memoria a corto plazo, puede tener experiencias artísticas satisfactorias y enriquecedoras.

El arte puede ser terapéutico, pero hacer arte no tiene por qué ser necesariamente una terapia. Si alguien juega con su perro en su casa, eso no es terapia con animales. Si planta o recoge verduras de su huerto, no se trata de terapia de horticultura. Si juega con los nietos o sus amigos, no hablamos de terapia intergeneracional. Igualmente, cuando se pinta un cuadro o se visita una galería de arte como *hobby* o por diversión, no es terapia artística, aunque tenga efectos terapéuticos. ¿Por qué le ponemos la etiqueta de terapia a esas actividades si involucramos en ellas a las personas con Alzheimer? Porque creemos que con esa enfermedad no se puede disfrutar de verdad de una experiencia como lo hacemos los demás y dudamos de que los enfermos lo vayan a recordar; por eso no intentamos que las experiencias artísticas formen parte integral de sus vidas cotidianas.

Cuando el arte es una parte importante del flujo cotidiano de la vida de las personas que viven con el Alzheimer, eso les aporta una dimensión añadida apasionante y extraordinaria.

El arte toca el cerebro y lo involucra de forma más profunda que otras actividades. La música, la pintura, la escultura, la comedia, el drama, la poesía y otras artes vinculan zonas separadas del cerebro en las que se guardan recuerdos y habilidades. Los sistemas cerebrales que se ven afectados de esta forma se denominan «sistemas distribuidos». La música, por ejemplo, toca partes del cerebro que vinculan lo que notamos, sabemos y sentimos. Cuando el cerebro se ve afectado por la enfermedad de Alzheimer y ciertas ubicaciones y capacidades sufren daños, el hecho de que el arte toque tantas áreas cerebrales enmascara los déficits que se producen en una única ubicación.

Cuanto más entre alguien en contacto con sus sentimientos, mejor podrá apreciar el arte. Y lo mismo funciona con el hecho de crear arte. Los artistas que piensan mucho mentalmente ya están cambiando sus trabajos antes de llegar a expresarlos del todo. Como las personas que viven con el Alzheimer tienden a expresar lo que piensan y sienten en el momento, son artistas naturales y buenísimas audiencias para la expresión artística.

Las diferentes artes también son parte inherente a nuestro cerebro. Sabemos que un feto ya en una fase de desarrollo avanzada responde a la música. A un niño pequeño no hay que enseñarle a relajarse cuando oye una nana, ni tampoco a pintar dibujos con muchos colores, ni a reírse al oír un chiste tonto. Esas son capacidades universales, preexistentes e inherentes, que se pierden solo en un estadio muy avanzado del Alzheimer, si es que llegan a perderse, y sirven como base para una expresión y apreciación artística eficaz durante todo el progreso de la enfermedad.

Hace tiempo fundé junto con mi amigo y colega Sean Caulfield «Artistas para el Alzheimer» (ARTZ, según sus siglas en inglés), un programa que les facilita el acceso a todos estos atributos del arte y la experiencia artística a las personas que viven con el Alzheimer. El programa, que explicaré a continuación, puede servir como modelo para que las personas individuales puedan conectar con los eventos culturales que se desarrollen en sus propias comunidades.

La siguiente descripción del programa ARTZ es útil para cualquier persona que vive con el Alzheimer y sus cuidadores. Cada persona y su cuidador pueden buscar y aprovechar programas que haya en su comunidad y utilizar los principios que aquí se presentan para evaluar su calidad. Si no hay ningún programa artístico disponible, cualquiera puede pedir que se pongan en marcha ese tipo de programas o incluso ponerse manos a la obra para crear uno ellos mismos. Y, claro está, como explicaré al final de este capítulo, es posible utilizar los principios de la experiencia del arte visual en casa como parte del desarrollo de una relación.

ARTZ pidió a personas creativas, tanto profesionales como gente normal, que prestaran una cantidad específica de su tiempo al año como voluntarios. La cantidad de tiempo era tan pequeña que nadie pudo negarse: una hora al año. Los voluntarios de ARTZ pasan su hora haciendo su arte para una audiencia o dirigiendo un taller participativo con personas que viven con el Alzheimer. Durante esta hora los participantes se divierten, sienten que hacen cosas útiles e incluso es posible que descubran talentos que no sabían que tenían. Los artistas voluntarios, después de ver la maravillosa audiencia o el extraordinario grupo de participantes que son las personas con Alzheimer, se lo cuentan a otros y el mensaje se va difundiendo, lo que hace que el estigma que suele conllevar la enfermedad se reduzca cada vez más. Muchos vuelven una y otra vez a participar en el programa. Los «habituales» que integran estos intercambios artísticos en sus vidas al menos una vez al mes se convierten en «artistas residentes de ARTZ».

Tanya Azarani, la primera artista residente de ARTZ, realizó una serie de clases de arte con enfermos durante varios meses. Empezó enseñándoles técnicas de pintura, a emplear el color, pintura acrílica y a colorear con lápiz. Después dio varias clases sobre el dibujo de objetos inanimados y la copia de fotografías para darles a los participantes la sensación de que estaban creando una verdadera obra de arte. Finalmente se lanzó a hacer que los participantes utilizaran el arte para expresar quiénes eran, que mostraran su «ser» a través del arte. Todo esto es algo que pueden hacer un enfermo y su cuidador si a ambos les gustan las artes visuales.

El objetivo del programa es doble: primero, ARTZ proporciona a las personas con Alzheimer experiencias artísticas regularmente, tanto representaciones como talleres en los que tenga la posibilidad de realizar algo ellos mismos, ambos realizados por artistas conocidos de todas las edades. El tipo de artistas va desde cómicos que hacen monólogos, a actores que leen obras de teatro o poesía, fotógrafos que hacen fotos o muestran su trabajo, ingenieros industriales o escultores que trabajan con el barro, guitarristas y violinistas que dan conciertos, pintores, artistas gráficos o cantantes de ópera. Y el segundo objetivo del programa es permitir a los artistas experimentar la satisfacción de trabajar con personas que viven con el Alzheimer o de actuar para ellos. Muchos de las artistas tienen o han tenido un familiar con la enfermedad y han encontrado en

ARTZ una forma de ofrecerle algo a esa comunidad. Para otros es la primera vez que tienen contacto con personas con Alzheimer. Después de sus primeras «experiencias artísticas» con los residentes, los artistas se convierten en embajadores para el resto del mundo, difundiendo el mensaje de que las personas que viven con el Alzheimer son «personas» ante todo, no solo enfermos.

Los resultados de las clases de Tanya fueron extraordinarios. Personas que no habían pintado nunca antes consiguieron expresarse de forma elocuente a través del arte. Un ejemplo fue un antiguo policía de Nueva York, Frank Ertola, que pintó una acuarela denominada *Iris* que es una obra de arte elegante y llena de sensibilidad.

En las clases también realizaron un vívido dibujo de un oso. Wolf Goldstein, un superviviente de un campo de concentración de noventa y cinco años, pintó el oso y firmó con su nombre de pila, Wolf, en la esquina superior derecha del dibujo, haciendo que pareciera el título de la pintura, lo que llevaba a una confusión de identidad animal muy curiosa [2]. ¿Por qué resulta esto importante para las personas que viven con el Alzheimer y sus familias? Un ejemplo quedó de manifiesto al ver la reacción del hijo de Wolf ante uno de los dibujos de su padre. Wolf no puede hablar mucho, pero se expresó de forma elocuente y profunda en su dibujo sobre quién era: dibujó varias líneas verticales repetidas que parecían expresar la idea de una prisión y una estrella de seis puntas que dejaba clara su identidad religiosa. Cuando su hijo vio el dibujo, se emocionó al comprobar cuánto sentimiento seguía aún vivo en el interior de su padre. Cualquiera de ustedes puede también lograr ponerse en contacto con los sentimientos de su ser querido enfermo mediante la comunicación a través del arte.

Para cualquier persona que tenga que sobrellevar una enfermedad como el Alzheimer, vivir en un mundo con menos estigmas asociados a su enfermedad aliviaría en gran medida su carga. Para

---

[2] La palabra inglesa *wolf,* que coincide con el nombre del protagonista de la anécdota, significa «lobo». De ahí la curiosa confusión de identidades entre ambos animales. *(N. de la T.)*

lograr hacer desaparecer todos estos estigmas sobre el Alzheimer es esencial que el arte que crean las personas que viven con él se comparta con el público en general. En 2004, el centro artístico John Michael Kohler Art Center de Sheboygan, Wisconsin, y su mecenas Mark Nemschoff decidieron patrocinar una exposición itinerante con cincuenta y una pinturas y dibujos del programa ARTZ que habían creado los alumnos de Tanya. Después de eso la exposición ha estado en la Banner Health Foundation de Phoenix, en las oficinas de la Massachusetts Alzheimer Association, en el Boston's Jordan Hall cuando se celebraba un concierto de la Longwood Symphony Orchestra y en el vestíbulo de un laboratorio de una gran compañía farmacéutica de Boston que no tiene ningún fármaco contra el Alzheimer en el mercado. Como otras compañías, esta también tiene científicos investigando la enfermedad. Pero, a diferencia de otras, el director del laboratorio quería que los científicos que trabajan allí y que investigan el Alzheimer vieran lo que hace la gente para la que están trabajando en último término. Decidió exponer las pinturas para que los investigadores se dieran cuenta y pudieran ver que esas personas «todavía están aquí».

El Kohler Art Center es un gran centro para exposiciones y representaciones de «arte para personas ajenas», artistas que tienen muy poca o ninguna formación. Y así fue como se presentó nuestra exposición; las cincuenta y una obras constituían una exposición de arte de personas ajenas a la profesión, no del arte que hacen personas enfermas. La gente que acudió al Kohler Art Center eran adultos y niños interesados en expresiones artísticas de todos los tipos.

En la Banner Health Foundation el grupo de espectadores incluía a profesionales de la salud así como a personas que acudían al hospital para recibir atención. Pam O'Neil, una enfermera del personal del hospital, expresó el impacto que había tenido este tipo de expresión artística en ella:

> «Me embargaron sentimientos que inundaron todo mi ser. Pude sentir las energías de los artistas desprendiéndose de las obras. ¡Están ahí! Y qué maravilla que puedan comunicar

sus sentimientos de esta manera; sin malentendidos, aquí y ahora. Me emocionó darme cuenta de que lo que había ahí no podía ser una memoria perdida. Yo, al igual que sus familias y el resto de la comunidad, pude compartirlo y ver que estas personas son reales y que habían grabado un momento real en el tiempo para ellos. Por todo ello estoy segura de que el arte de nuestros pacientes y nuestra comunidad pertenece claramente a las paredes de este hospital».

La mayoría de los participantes en los programas de ARTZ son personas individuales, pero no todos. Un número creciente de organizaciones creativas se está uniendo al programa de Artistas para el Alzheimer en calidad de miembros y junto con ARTZ están colaborando para desarrollar nuevos y emocionantes programas conjuntos. Estas organizaciones incluyen el club de poesía Bowery Poetry Club con el proyecto poético Alzheimer's Poetry Project, el Tribeca Film Institute, el New York's Big Apple Circus, el Spruill Art Center de Atlanta, el Cirque Phénix de París que organizaron el Circus Festival of Tomorrow, el Harvard Museum of Natural History y el Museum of the National Heritage de la localidad de Lexington, Massachusetts. Y yo tengo el sueño de llegar a ver cómo instituciones culturales de todas la grandes ciudades del mundo abren sus puertas y desarrollan programas para personas con Alzheimer: Sidney, Londres, París, Seúl, Florencia, Madrid, San Francisco… Esas solo para empezar. No hay ninguna razón que impida que todas las principales organizaciones culturales del mundo abran sus brazos regularmente para acoger a un grupo de personas vivas y llenas de energía.

LAS VISITAS A MUSEOS

Para ampliar el rango de experiencias artísticas significativas que ofrecemos a las personas que viven con el Alzheimer, ARTZ hace visitas guiadas especiales para ellos por todo el mundo. Entre los primeros programas que desarrolló ARTZ estaba El Louvre de París, la National Gallery of Australia en Canberra y el Museo de Arte Moderno (MoMA) de Nueva York. En el Louvre, Cindy Barotte, pionera de ARTZ en Francia, guía a los visitantes con Alzheimer y sus cuidadores por las galerías de arte francés, flamenco y del Renacimiento italiano los martes, cuando el Louvre está cerrado al público. En el MoMA las visitas también se realizan los martes, cuando el museo cierra al público, para que haya las mínimas distracciones posibles. Al director creativo de ARTZ, Sean Cauldfield, se le ocurrió el título «Vayamos a (el museo...) y creemos recuerdos» para este programa; un nombre creativo y activo que además constituye un propósito. Realizamos visitas a estos museos, así como a museos de la zona de Boston y alrededores o a cualquier otro sitio que proporcione un entorno adecuado para las personas con esta enfermedad y educadores con formación y experiencia con el Alzheimer que propicien el debate sobre los cuadros y esculturas especialmente seleccionados para estas personas.

En los museos que ofrecen estos programas, cualquier persona que lo desee puede llamar al museo y reservar una plaza para el siguiente conjunto de visitas. Se suelen hacer varias simultáneamente para que el tamaño de los grupos sea de cinco o seis participantes por educador. Cada participante puede venir solo, si puede, o acompañado por un cuidador de su elección. En una visita al MoMA hace poco observé que todas las participantes eran mujeres, aunque suelen venir hombres también. Una de las participantes vino sola, otra acompañada por tres de sus nietos, otra con su marido, y una muy habladora y perspicaz que ya había venido antes y que parecía tener intención de venir a todas las visitas que pudiera, vino con su cuidadora. Estas visitas son una actividad importante que pueden aprovechar tanto cuidadores como enfermos; no duden en asistir si hay alguno de estos programas en su entorno o sugiéraselo a los museos que frecuente pero que no dispongan de ellos.

ARTZ inició un programa orientado a esta comunidad en colaboración con el MoMA, en el que grupos de personas con Alzheimer que vivían en residencias comunes o asistidas participaban en un programa con tres partes. Primero, un educador del museo visitaba la residencia y daba una charla proyectando imágenes en una pantalla y dándoles a los residentes reproducciones de tamaño postal grande de las obras seleccionadas del museo. Ellos podían quedarse con estas reproducciones y colgarlas, repasarlas o simplemente disfrutar de ellas antes de ir al museo. El segundo paso era una visita guiada al museo en el que se exponían esas obras de arte y donde se hablaba y debatía sobre ellas. La visita finalizaba pidiendo a los participantes que hicieran dibujos de uno de los cuadros de la galería; una de las veces que yo asistí, la pintura seleccionada era *La danza,* de Matisse, que estaba colgada muy alto en una de las paredes de un vestíbulo bien iluminado, lejos de cualquier tráfico de personas que pudiera haber. A los participantes se les daba una cartulina fijada a un pequeño portapapeles y se les animaba a que dibujaran lo que veían. Los resultados fueron extraordinarios. Un participante con un Alzheimer avanzado dibujó una figura inmóvil que expresaba de forma excepcional la emoción y el ritmo de una de las bailarinas. Cualquiera de ustedes puede hacer algo similar con su ser querido con Alzheimer en algún museo local. En la tercera parte del programa, los educadores volvían a la residencia, donde los participantes hacían dibujos de las obras de arte utilizando lápices de colores y pinceles. Al empezar esta última sesión, cada participante se situaba delante de los demás con un objeto y contaba la historia de ese objeto en su vida y por qué era importante para él o ella. Se hablaba de fotografías familiares, joyas o antigüedades, invitando a la persona a salir ante los demás y construir puentes con el resto de los miembros del grupo.

Los educadores de los museos han recibido formación para conseguir que las personas de cualquier edad o trayectoria vital se vean implicadas en el arte. Los educadores más hábiles saben cómo presentar el arte y provocar las respuestas y las opiniones por parte de los participantes ante las obras. También son capaces de hacer que la opinión de todo el mundo cuente y dar solo la información justa para que los espectadores sientan que han aprendido algo sin que se vean sobrepasados. Para conseguir que las personas que viven con el Alzheimer tomen parte en los intercambios de opiniones sobre el arte, los educadores necesitan una formación especial para poder elegir los cuadros que llegan a los puntos fuertes cognitivos de los participantes y después emplear una táctica de preguntas y respuestas que estimule la percepción y el debate.

En los museos locales, los miembros del personal de ARTZ desarrollan los programas entrevistando primero a personas con Alzheimer y preguntándoles sobre sus reacciones ante una selección de cuadros, esculturas o fotografías del museo. En El Louvre, las entrevistas iniciales a personas con Alzheimer para seleccionar cuadros para la visita las llevaron a cabo en el hospital Bretonneau, en la Unidad de Cuidados Prolongados. Las imágenes se eligieron entre las que estaban disponibles en la web de El Louvre, dentro de la galería física que se había decidido visitar. En el MoMA, el personal de ARTZ utilizó como base para la selección de obras una caja con treinta reproducciones de obras que se llama «Todo el MoMA en una sola caja». La selección en cualquier museo comienza con entrevistas dirigidas a personas que viven con el Alzheimer a las que se les enseñan unas reproducciones. Esas personas con Alzheimer son las que seleccionan las obras de arte que se incluirán en la visita, no los educadores, ni el museo, ni el personal de ARTZ.

La pregunta estándar de la entrevista dirigida que utilizamos en esta fase de selección para provocar una respuesta es: «Quiero comprar una de estas pinturas para colgarla en la pared del pasillo, aquí, y necesito consejo. ¿Te importaría mirar estos cuadros y decirme cuál crees que debería comprar para poner aquí?». Si no utilizáramos esa metodología, las visitas correrían el riesgo de convertirse en el reflejo de la imagen que tienen los guías de las visitas de lo que creen que una persona que vive con el Alzheimer puede asumir sin dificultad, en vez de ser una imagen de la realidad que nos muestra la enfermedad. En el MoMA, el lugar en el que ARTZ llevó a cabo la primera de sus muchas visitas a museos, se les presentaron treinta reproducciones a las personas con Alzheimer en las entrevista para la selección. Diez resultaron completamente incomprensibles, otras diez las entendieron algunos pero otros no, y las últimas diez las comprendieron todos. De las diez obras que todos comprendían, los participantes consideraron que cinco de ellas eran demasiado subidas de tono para colgar en la pared de una casa, mientras que las otras cinco eran más aceptables.

Cuando les preguntamos a los expertos cómo creen que los participantes han evaluado las reproducciones, normalmente solo se equivocan a medias. Eso es lo que ocurrió también la primera vez que los educadores del MoMA intentaron adivinar las respuestas que el personal de ARTZ había recopilado entre las personas que viven con el Alzheimer durante las entrevistas, y el caso suele ser el mismo en otros grupos de educadores de museos también. Entrar en la mente de las personas que viven con el Alzheimer requiere algo más que intuición.

Las obras de arte que los datos indicaban que las personas con Alzheimer entendían mejor provocaban seis reacciones. Los participantes indicaban que comprendían la obra describiendo clara y abiertamente lo que veían, interpretando la historia del cuadro, encontrando algún vínculo con sus propias vidas, expresando las emociones del cuadro, identificando objetos o valorando de forma crítica el tema de la obra. Ustedes pueden utilizar los mismos criterios para organizar sus propias visitas a algún museo.

Las personas que viven con el Alzheimer comprenden el arte visual mediante:

1. *La percepción y la descripción:* hablan de lo que ven en la obra.
2. *El relato de una historia:* el cuadro origina una narración.
3. *La vinculación con sus propias vidas:* la obra les trae recuerdos personales o históricos.
4. *La identificación de la emoción:* nombran y expresan las emociones que ven en la obra.
5. *La identificación de los objetos que componen la pintura:* ven, nombran y describen los objetos.
6. *La realización de juicios críticos:* surgen relaciones con cuestiones morales a raíz de las obras «subidas de tono».

En las primeras visitas de los grupos de ARTZ al MoMA, la conversación sobre los cuadros y esculturas se centraba en obras seleccionadas de entre las diez reproducciones que todos habían comprendido y algunas de las que habían comprendido solamente algunos. Este último grupo provocaba la curiosidad de los participantes y engendraba una conversación muy animada cuando los excepcionales guías señalaban y explicaban características de cada uno de los cuadros e involucraban a los participantes mediante acertadas preguntas. Durante alguna de las visitas animamos a los educadores a probar alguna nueva obra de la exposición con los participantes, observando siempre con mucha atención si la obra se entendía o no.

Basándonos en esta investigación de campo, ARTZ recomendó que siete de esos cuadros sirvieran como núcleo de la mayoría de las visitas:

El mundo de Christina de Wyeth era el cuadro de más fácil comprensión. Es un cuadro muy conocido: en la esquina inferior izquierda del cuadro hay una mujer sentada en un campo de hierba verde amarillenta mirando a una granja que hay a lo lejos, en la esquina superior derecha. Sobre la hierba solo podemos ver la parte trasera de su cuerpo, pero se percibe que hay una conexión entre ella y la granja. Los sujetos de estudio dijeron cosas como: «Hay algo especial que tiene que ver con la casa», «Anhela con todas sus fuerzas algo que hay en la casa» o «Quiere ir a la casa. Y yo también».

La historia real de la Christina del cuadro dice que se quedó discapacitada físicamente por un ataque de polio en su infancia y que solo podía moverse por la propiedad arrastrándose con la fuerza de sus brazos y sus manos. Los participantes con Alzheimer entraron en tal sintonía con el cuadro que notaron que Christina tenía algún tipo de problema físico solo con mirar la imagen, sin que nadie les diera ninguna otra explicación, lo cual resulta muy interesante. En una visita ocurrió algo muy sorprendente. Reuben Rosen, un participante en una de las visitas con algo de experiencia con el arte, dijo críticamente: «Tiene los brazos y las piernas flacuchos, pero el trasero muy hermoso. Eso tiene que ser un error». Cuando Reuben hizo csa observación, yo me di cuenta inmediatamente de lo que él veía en la pintura y no he podido ver otra cosa desde entonces, pero no encontraba una explicación para que un gran pintor hubiera cometido un «error» como ese. Pero hace poco descubrí por qué.

El verano pasado, en un mercadillo de la localidad de Martha's Vineyard, compré un libro de ensayos sobre Wyeth y entrevistas con el pintor. En una de las entrevistas explica que le daba vergüenza pedirle a Christina que posara para el cuadro: «Al fin conseguí reunir coraje para decirle: "¿Te importaría que te hiciera un dibujo mientras estás sentada fuera?". Y dibujé sus brazos y sus manos tullidas [...]. Pero me daba tanta vergüenza pedirle que posara, que al final fue mi esposa Betsy quien hizo de modelo para su figura». Así que Reuben tenía razón.

Pocos entrevistados «entendieron» *Broadway Boogie Woogie,* de Mondrian, un lienzo grande con rectángulos de colores colocados en líneas rectas horizontales y verticales. La mayoría dijeron cosas como: «¿Por qué querría alguien colgar un mantel en la pared?». Pero cuando un educador les dijo el título, sus mentes saltaron rápidamente a Times Square y a cómo bailaban el bugui-bugui en los bares y las discotecas cuando eran jóvenes. Aseguraron que los colores de Mondrian les recordaban a Broadway.

Las visitas a los museos no «ocurren» por sí solas así sin más, y si los museos no siguen todos los pasos para garantizar que las visitas sean adecuadas para los enfermos de Alzheimer, corren el riesgo de que tengan un efecto negativo en estos y en sus cuidadores. Los educadores de los museos que lleven a cabo estas visitas, además de conocer las técnicas básicas para tratar temas artísticos con grupos de cualquier edad, también deben aprender cómo relacionarse con las personas que viven con el Alzheimer. Esta formación incluye consejos específicos para conseguir que los participantes se sientan cómodos en esta nueva situación en el museo, debates sobre las obras de arte que la investigación ha demostrado que les dicen algo a las personas con Alzheimer y demostraciones y visitas supervisadas con potenciales usuarios, seguidas de crítica y análisis. Los principios de la selección de obras y la formación de los guías de las visitas se aplican en todos los museos en los que ARTZ ha ofrecido estos programas, entre ellos El Louvre, el Harvard University Museum of Natural History, el MoMA o el De-Cordova Museum & Sculpture Park de Lincoln, Massachusetts. Usted puede utilizar los mismos principios si desea visitar un museo con su familiar o allegado que vive con el Alzheimer o para organizar visitas guiadas.

A continuación enumeraré los principios de comunicación que seguimos en los programas de Artistas para el Alzheimer en los museos:

— *Examinar el potencial del edificio.* Haga un mapa del edificio. Planifique cómo se moverán los participantes por él para que disfruten más de la experiencia y no les resulte muy incómoda.

— *Preparar la visita.* Trabajo previo. Tenga etiquetas con los nombres de los participantes. Decida si utilizará los nombres de pila o los apellidos para dirigirse a ellos. Pregúntese: «¿Preferiría que a mí me llamaran «Mary» o «señora Smith»?

— *Presentarse.* Lleve una etiqueta con su nombre. Cuando se presente, ponga énfasis en su nombre de pila. Identifíquese por el nombre y explique claramente cuál es su función allí.

— *Emplear un lenguaje corporal agradable.* Sitúese delante de la persona para que le resulte menos amenazante. Cójale la mano. Mírele a los ojos. Sonría.

— *Aliviar la ansiedad que le crea a los participantes el sitio en el que se encuentran.* Responda a la pregunta «¿dónde estamos?» antes de que nadie la haga y repítalo a intervalos regulares: «Estamos en el Museo Central de Minneapolis», por ejemplo.

— *Aliviar la ansiedad que le crea a los participantes la razón por la que se encuentran allí.* Responda a la pregunta «¿por qué estamos aquí?» antes de que nadie la haga y repítalo tantas veces como sea necesario. «Vamos a ver unas obras de

arte maravillosas.» (Respuesta a: ¿Qué quieren que haga?)
«Su familia y amigos saben que están aquí.» (Respuesta a:
¿Y si mi mujer me está buscando?). «Vamos a pasar aquí una
hora.» (En respuesta a: ¿Cuándo nos vamos?)

— *Involucrar a todos los participantes.* Contextualice la pregunta, es decir, relacione la pregunta con algo específico de
la obra. Por ejemplo: «¿Por qué está esa mujer ahí de pie?»,
pero no «¿Qué representa esto para ustedes?». La segunda
pregunta quedará respondida con la contestación a la primera pregunta.

— *Evitar convertirlo en un examen.* No diga: «¿Saben quién
pintó esto? Vamos, es una pregunta muy fácil...». En vez de
eso, vaya revelando la obra de arte mediante descripciones
simples y preguntas que permitan a los participantes explorar la obra con usted. De esta forma ellos mantienen su dignidad y el sentido de haber logrado lo que se pretendía de
ellos.

— *Hacer que la experiencia sea positiva.* Las experiencias positivas traen consigo la autoestima y la autoestima es un tratamiento para el Alzheimer que dura mucho tiempo y que reduce la agitación, la agresividad y el retraimiento social. Si
ve que alguien se está poniendo nervioso, cambie de tema.

— *Hacer refuerzos positivos.* Cuando consigan algo (recordar el
nombre de un pintor o algo de la obra) muéstrese positivo
pero sin parecer sorprendido.

— *Hacer que los errores no importen.* Toda la experiencia está
pensada para que no importen los errores, para alcanzar la
amígdala, el centro de emociones del cerebro, de una forma
positiva. No le pida a los participantes que comparen esta
obra con una que vieron media hora antes.

En la National Gallery de Canberra, Australia, después de pre-
sentarles estos principios, los educadores locales me enseñaron los
cuadros que ellos consideraban más representativos. La selección
de pintura australiana iba desde crudos retratos, escenas con fondo

de desierto o interiores llenos de color, hasta un cuadro de bailarines en un concurso que llevaban números sujetos en sus chaquetas de vestir. Primero yo hice una visita con varias personas con Alzheimer mientras los educadores observaban y hacían comentarios. Después ellos dirigieron las visitas y yo me limité a observar.

Se encontraron con un dilema. ¿Cuánto debían enseñar sobre los cuadros? ¿Cuánto de lo que querían que los espectadores vieran en la pintura debían presentar y cuánto debían animar a los participantes a que expresaran lo que vieran o sentían sobre el arte? Estas preguntas no se excluyen las unas a las otras; no hay que escoger o lo uno o lo otro. Poco a poco el grupo se fue dando cuenta de que necesitaban modificar el tipo de visita que solían hacer y pasar de una visita básicamente de aprendizaje a una que permitiera a las personas mirar y expresarse.

Cuando lo pusieron en práctica, maravillosas percepciones comenzaron a surgir. Los participantes conseguían ver directamente el corazón de los cuadros; parecían saber lo que tenían los pintores en mente. Un cuadro llamado *The Flapper* mostraba a una bailarina de principios del siglo XX sentada. En el cuadro hay una mujer joven aparentemente muy tranquila que mira al espectador. A través de la estrategia de preguntas y respuestas los participantes llegaron a la conclusión de que la parte superior de la mujer era la de «una señora como dios manda». Pero después se fijaron en que la mujer tenía las piernas cruzadas y que se le veían las medias. Inmediatamente emitieron un juicio moral y explicaron que a ellos les habían enseñado que las señoras como dios manda se sentaban con las piernas juntas, nunca cruzadas. Después de hablar un rato sobre lo difícil que era comprar medias en los años de la guerra, decidieron que la mujer debía ser una actriz o algún tipo de corista, ¿por qué si no iba a estar cruzando las piernas de esa forma sugerente? El grupo de espectadores se dio cuenta rápidamente de que el pintor estaba mostrando los dos lados de la mujer, el convencional y el atrevido.

Había otro cuadro llamado *The Drover's Wife*; en él hay una mujer de pie lejos de un carro cubierto que parece ir a ninguna parte. La audiencia sintió la emoción del cuadro y vio inmediatamente lo incómoda que se sentía la mujer. Según cuenta la historia, la mujer del cuadro acababa de descubrir que su marido la engañaba y por eso se alejaba de la casa, pero no tenía ningún sitio adonde ir. Los miembros del grupo dijeron que la mujer del cuadro quería estar en cualquier sitio menos donde estaba.

Estas experiencias abundan en las visitas a los museos. En nuestra investigación y preparación para los programas que hemos desarrollado en El Louvre, el Museo de Arte Moderno, la National Gallery of Australia y los otros museos que forman parte del programa de museos ARTZ/McCance de Massachusetts, identificamos que las siguientes obras y objetos potenciaban la atención de los participantes, su grado de involucramiento y su autoconfianza:

EL LOUVRE, PARÍS

— *El tahúr* (*Le tricheur à l'as de carreau*), Georges de la Tour, 1633–1639.
— *La caridad* (*La Charité*), Jacques Blanchard, 1633.
— *Retrato del cardenal Richelieu*, Philippe de Champaigne, 1639.
— *Familia de campesinos en un interior* (*Famille de paysans dans un intérieur*), Antoine y Louis Le Nain, 1640.
— *La comida de los campesinos* (*Repas de paysans*), Antoine y Louis Le Nain, 1642.

MUSEO DE ARTE MODERNO (MoMA), NUEVA YORK

— *El mundo de Christina*, Andrew Wyeth, 1948.
— *Zapata, líder agrario*, Diego Rivera, 1931.
— *La gitana dormida*, Henri Rousseau, 1897.
— *La Goulue en el Moulin Rouge*, Henri de Toulouse-Lautrec, 1891–1892.
— *Chica con pelota*, Roy Lichtenstein, 1961.

PEABODY ESSEX MUSEUM, SALEM, MASSACHUSETTS

— *Retrato de George Crowinshield Jr.*, atribuido a Samuel F. B. Morse, 1816.
— *La reina Isabel I*, modelo a gran escala, Basset-Lowke Ltd., 1949.
— *Miss H.*, Douglas Volk, 1880.

FULLER CRAFT MUSEUM, BROCKTON, MASSACHUSETTS

— *Waves*, Yuko Nishimura, 2008.
— *Radio Man*, Gina Kamentsky, 2006.

HARVARD MUSEUM OF NATURAL HISTORY, CAMBRIDGE, MASSACHUSETTS

— Esqueleto de ballena.
— Gorilas.
— Fósil de hipopótamo.
— Flores de cristal.

DECORDOVA MUSEUM & SCULPTURE PARK, LINCOLN, MASSACHUSETTS

— *Sunflowers for Vincent*, Mark di Suvero, 1978–1983.
— *Listening Stone*, Joseph Wheelwright, 1995.
— *Requiem to the 20th Century, 1936 Chrysler Air Stream*, Nam June Paik, 1997.
— *The Musical Fence*, Paul Matisse, 1980.

MUSEUM OF NATIONAL HERITAGE, LEXINGTON, MASSACHUSETTS

— Muñeca de «Raggedy Ann», 1939–1949.
— *Guante de béisbol*, Draper-Maynard Co., 1920–1925.
— *The Landing of the Pilgrim Fathers in America, A.D. 1620*, Charles Lucy, 1868.

— *Benjamin Franklin*, Joseph Wright, 1782.
— *George Washington*, Rembrandt Peale, 1847.

NATIONAL GALLERY OF AUSTRALIA, CANBERRA

— *The Flapper*, Margaret Preston, 1925.
— *The Drover's Wife*, Russell Drysdale, 1945.
— *Sunday Stroll*, Robert Dickerson, 1960.
— *Interior in Yellow*, Grace Cossington Smith, 1962, 1964.

LAS ARTES Y LA SALUD

Los programas de visitas a El Louvre, la National Gallery of Australia de Canberra, a los cinco museos de Boston, y a los demás sitios donde hemos organizado estas actividades, han demostrado que cuando el arte se convierte en una parte integral de la vida cotidiana, la calidad de vida de todas las personas que viven con el Alzheimer mejora. Las visitas también han puesto en evidencia el enorme cambio de esquemas preciso para obtener la aceptación necesaria para poner en práctica programas así en cualquier tipo de institución cultural. Hace falta encontrar lugares adecuados e impartir la formación necesaria, pero eso es solo un comienzo. El mayor desafío es despertar un interés en las instituciones sobre el servicio a este grupo de personas y promover que se den cuenta de que es una responsabilidad social fundamental y puede convertirse algo valioso para todas las personas que se impliquen en ello.

Una organización que ha aceptado este nuevo paradigma es el Chelsea & Westminster Hospital en el distrito londinense de Chelsea. Su programa Artes para la Salud (*Arts for Health*, en inglés) ha establecido con gran firmeza esta perspectiva en su hospital. Varios atrios del hospital tienen enormes esculturas modernas en el centro hacia las que miran las habitaciones de los pacientes; en los pasillos hay colgadas interesantes obras de arte moderno y en el hospital se dan regularmente conciertos de música clásica para los pacientes, el personal y los visitantes. Un programa especial ofrece espacio en sus paredes a artistas profesionales para que muestren sus obras y las pongan a la venta, igual que en una galería profesional (e igual que en una de ellas, el hospital se queda con el 25% del precio de venta de las obras como comisión).

En Vancouver, Canadá, las galerías de arte públicas han hecho exposiciones de obras realizadas por personas que viven con el Alzheimer. Y en el este de Australia, varias residencias que albergan principalmente a pacientes con Alzheimer le han pedido a la artista cultural Marily Cintra que desarrolle «espacios creativos» en los que se fomenta la creatividad natural de los residentes. Este movimiento solo está en sus inicios, pero ya ha empezado a despegar.

El hospital Bretonneau, en el noroeste de París, proporciona un estudio gratis a artistas de la cercana zona de Montmartre. A cambio, cada artista se compromete a pasar varias horas a la semana con pacientes del hospital realizando experiencias artísticas. El hospital también tiene un teatro completamente equipado que está a disposición de los grupos locales de forma gratuita para ensayos o representaciones. Como contraprestación, ellos tienen que hacer al menos una representación de cada obra para los miembros de la comunidad del hospital sin coste alguno.

MUSEOS EN ESPAÑA

Los educadores del Museo del Prado de Madrid llevan a cabo regularmente un programa con tres partes especialmente diseñado para las personas con demencia. Empiezan con visitas a las residencias, donde tienen reuniones con el personal e identifican a los potenciales participantes que creen que pueden sacarle el mayor partido a las visitas al Museo. Mientras están en la residencia, los educadores comparten reproducciones de ciertas obras de Goya, Velázquez, Dalí y otros importantes artistas españoles que forman parte de la colección. El segundo paso es una visita guiada al museo, a la que le sigue una nueva visita a la residencia, el tercer paso.

El Museo de Bellas Artes de Murcia (MuBAM) realiza una vez al mes programas culturales y sociales para personas que viven con la demencia y sus familiares. Los grupos para las visitas tienen un máximo de diez participantes con sus cuidadores e incluyen obras seleccionadas de la colección del museo y una visita al conjunto monumental de San Juan de Dios de Murcia. Cada visita les ofrece a los participantes la oportunidad de conectar con su memoria emocional y de explorar, a través del arte, su pasado y su presente, a la vez que fomenta las interacciones sociales. Los expertos y los profesionales del equipo multidisciplinar de la Unidad de Demencias del Hospital Universitario Virgen de Arrixaca de Murcia tomaron parte en la formación del personal del museo para estas actividades.

Esta iniciativa, que se realiza con la participación de la Fundación AlzheiMur (www.fundacionalzheimur.org), se publicita de manera pública y de esta forma contribuye a reducir el estigma que se asocia con la demencia.

Además, la región de Murcia ha innovado creando nuevos tipos de programas artísticos, entre los que destaca un proyecto sobre arte y ciencia que se lleva a cabo en el Hospital Universitario Virgen de la Arrixaca (HUVA) bajo la dirección de Carmen Antúnez Almagro, directora médica de la Unidad de Demencias, y Halldóra Arnardóttir, doctora en Historia del Arte. El hospital ofrece un programa denominado «Taller de Arte y Cultura como Terapia»; el proyecto pretende evaluar el grado en el que el programa ayuda a los participantes, no solo a sentirse mejor, sino también a crear puentes entre el pasado y el presente y a mejorar su calidad de vida y su autoestima, sus capacidades para realizar actividades de la vida diaria y la relación con sus familiares. Un equipo de investigación médica de la Unidad de Demencias del HUVA ha podido comprobar los efectos positivos en un grupo de entre seis y diez personas de ambos sexos enfermos de demencia y en un estadio medio de evolución de la enfermedad.

Cada uno de estos talleres dura entre tres y siete semanas y termina con la difusión de una película, la publicación de un libro en español y en inglés y una exposición que describe el proceso y los resultados del taller. La exposición y la exhibición de la película se realizan en el Museo de Bellas Artes, la Biblioteca Regional de Murcia y el Casino de la ciudad. Con el fin de reducir la estigmatización que rodea a la demencia y al Alzheimer, se ofrece al público en general un curso de formación de tres horas para familias que no han estado nunca en contacto con la enfermedad en el que se explican las características de la demencia y algunas consideraciones éticas y se tratan los cambios sociales necesarios para aceptar la demencia como una enfermedad con la que las personas tienen que vivir y que la sociedad en general debe aceptar.

El primer taller en el Museo de Bellas Artes de Murcia se centró en la obra de la pintora Chelete Monereo y se denominó «El Arte de Entretelas». Las obras de la pintora provocaron conversaciones sobre los recuerdos ligados a las pertenencias de los participantes y después se les pidió que crearan su propia «Maleta del Recuerdo» con objetos que ellos mismos seleccionaban de sus momentos de ocio, su trabajo o su vida familiar y social en el pasado. Los participantes metían los objetos que traían de sus casas en una bonita maleta de piel que les habían proporcionado en la Unidad de Demencias del hospital. Tras esta fase de recopilación de objetos, Chelete, la pintora, se reincorporó al taller para trabajar con los pacientes en la creación de un «Pañuelo de la Memoria» para cada participante con el que podían envolver y proteger esos valiosos objetos.

El segundo taller «Narrando memorias» se centró en la estimulación cognitiva y en la memoria semántica. En este taller se incluyeron doce ilustraciones de alumnos de la Facultad de Bellas Artes de la Universidad de Murcia. Los participantes y sus cuidadores primero escucharon la lectura del famoso periodista José García Martínez que presentaba su relato *El Casamiento* en la Biblioteca de Murcia. En la narración se describe el casamiento de Limón y Sardina durante las Fiestas de Primavera de Murcia. Las ilustraciones que posteriormente realizaron los participantes con la ayuda de los alumnos de la universidad permitieron a los enfermos «contar su propia historia». Más tarde estas ilustraciones se expusieron en la Biblioteca Regional García Martínez.

El tercer taller «Tarta Murcia» se centró en la estimulación multisensorial y de todas las funciones cerebrales que se ponen un funcionamiento cuando alguien se come un caramelo, un bizcocho, arroz con leche, pan de Calatrava o un merengue. El famoso pastelero Paco Torreblanca comenzó el taller describiendo la maravillosa cocina mediterránea, especialmente la de la región de Murcia. Después hizo probar a los participantes diferentes sabores dulces y texturas, y les animó a identificar los olores, los colores y el método de preparación y a saborear los bocados durante un momento para poder identificar el sabor y la textura. En los talleres individuales, los participantes se metían de lleno en la experiencia culinaria haciendo ellos mismos los postres.

Estos tres talleres, y otros que ya están en marcha, suponen unos tratamientos profundos que se dirigen a reducir las cuatro aes del Alzheimer: agitación, ansiedad, agresión y apatía. También atacan directamente el estigma social que rodea a la demencia hoy en día, no solo en España, sino en todo el mundo.

PARA HACERLO USTED MISMO; MUSEOS

Para reforzar la construcción de la relación con la persona que vive con el Alzheimer, pueden asistir juntos a los programas disponibles de las instituciones artísticas que estén cerca de donde viven o planear salidas a un museo diferente cada semana. Si no hay ningún programa cerca de usted, llévele este libro al departamento correspondiente del museo y pídale que creen un programa para personas que sufren problemas de memoria.

Otra cosa que puede hacer es organizar un programa usted mismo para las personas que conozca, por ejemplo, miembros de su grupo de apoyo. A continuación le daré algunas pautas:

Elija un museo que a la persona que vive con el Alzheimer (su madre, por ejemplo) le gustara visitar o un nuevo museo que muestre algo que crea que le puede interesar, por ejemplo alguna exposición de historia local. Pregunte en el museo, por correo electrónico o por teléfono, si hay algún día a la semana o algún momento del día en el que el museo esté más tranquilo o menos concurrido de lo habitual. Vaya a la tienda del museo usted solo y compre muchas postales de las obras que se muestran y que usted cree que le podrían gustar a su madre. Al volver a casa, pídale que elija las que más le gustan y que le expliqué por qué. Tome notas. Vuelva al museo, vea dónde está cada cuadro, escultura, artefacto histórico o fotografía, y planifique una visita en una secuencia que resulte natural. Si cree que su madre se cansará y necesitará una silla de ruedas o una silla plegable estratégicamente colocada, pídalos en el mostrador principal del museo con cierta antelación. Cuando esté delante de cada obra con ella, vuelva a preguntarle qué siente, qué le gusta o que no le gusta de cada una de ellas. Utilice las notas que tomó en conversaciones anteriores para ayudarle y darle pistas. ¡Que disfruten de su visita al museo!

5

LAS ARTES DRAMÁTICAS

La música, la poesía, el teatro, el cine y el circo

> *En cuanto oímos una canción que llevamos mucho tiempo sin oír, desde algún momento concreto de nuestras vidas, se abren las compuertas de la memoria y nos vemos inmersos en los recuerdos [...]. Es como una llave que abre todas las experiencias asociadas con el recuerdo de la canción, su momento y su lugar.*
>
> DANIEL J. LEVITIN

LAS artes dramáticas se diferencian de las artes visuales en que las primeras tocan muchos sentidos y, por lo tanto, evocan diferentes tipos de recuerdos. Están rodeadas de sonidos, imágenes y experiencias propioceptivas (es decir, corporales). Con las artes dramáticas (en un teatro, escuchando música o en el circo) es difícil distraerse y encerrarse en uno mismo. El propio ambiente dramático lleva mensajes a la memoria más allá de un contenido en concreto. El ritmo y el compás de la música son tan cautivadores como la canción en sí misma. Hace poco me preguntó una colega que, si son las canciones que les son familiares las que provocan reacciones en las personas que viven con el Alzheimer, por qué a su padre le gustaba tanto ahora escuchar música *reggae*, algo que no le había gustado nunca antes. Eso se debe a que el ritmo y el compás trasmiten sus propios mensajes.

Las artes dramáticas, al igual que la pintura o la escultura, son cosas que las personas pueden disfrutar viéndolas o creándolas ellos mismos. Se puede escuchar la música o crearla, ir al circo o pintarse la cara de payaso e interpretar uno mismo, ver una obra o escribir y actuar en una. Cada una de estas actividades tiene sus desafíos y alegrías especiales. Cada una despierta capacidades cerebrales únicas. Cada una puede ser parte de la construcción de la relación.

EL TEATRO

El teatro atrae la atención de las personas que viven con el Alzheimer, tanto cuando son parte de la audiencia como cuando actúan en las obras. El teatro trasmite sentimientos e ideas de una forma mucho más poderosa de lo que puede hacerlo la lectura. Dado que las personas que viven con el Alzheimer comprenden y sienten las emociones que trasmiten los actores, este intenso modo de expresión les ofrece la oportunidad de comunicar las emociones relacionadas con su vida con el Alzheimer: su experiencia, sus miedos, cómo van viviendo con ello.

El proceso de escritura de la obra de teatro *A quien pueda interesar* resultó en un drama emotivo, emocional y siempre cambiante sobre la experiencia del Alzheimer escrito y representado por personas que viven con las primeras fases de esta enfermedad. La mujer que desarrolló este proceso y la «autora» de la obra fue la gerontóloga, enfermera y escritora de obras de teatro Maureen Matthews, que generó el concepto de esta obra en su tesis doctoral en la Universidad de Nueva York. En entrevistas grupales dirigidas con personas que llevaban varios años viviendo con el Alzheimer, Maureen fue recopilando sus palabras, pensamientos y expresiones. Después lo fundió todo para formar una obra de teatro que finalmente representaron miembros de ese mismo grupo. Durante el desarrollo de la experiencia de la escritura de la obra, Maureen trabajó en los ensayos y puesta en escena con el actor, director y trabajador social Lauren Volkmer, que también es voluntario en Artistas para el Alzheimer.

En una producción de abril de 2006, representada en la conferencia de la Asociación para el Alzheimer en fase temprana de la ciudad de Nueva York, cada uno de los cuatro «actores» leyeron, con su propia voz para aumentar el impacto emocional, cartas a doctores, asociaciones y a Dios escritas por personas que viven con el Alzheimer. Maureen y Lauren desarrollaron una decoración escénica visualmente llamativa en la que los actores se sentaban en mesas sencillas con un gran saco de cartas en la parte delantera del escenario.

Entre las cartas de la primera representación pública en Nueva York había una a un médico que le había dado el diagnóstico inicial a uno de los actores. «Probabilidad de Alzheimer» fue lo que le dijo. «Tómese todos estos medicamentos y ya solo nos queda esperar y ver qué efecto hacen. Vuelva dentro de seis meses.» El hombre que escribía la carta le preguntaba al médico: «¿Seré capaz de saber volver aquí dentro de seis meses? ¿Y podré hablar cuando pase ese tiempo?». La carta incluía sarcásticamente el número de teléfono de la Asociación para el Alzheimer local, que el médico ni siquiera tenía a mano cuando le dio el diagnóstico.

Otra carta de un hombre que se había ido a Florida con su mujer después del diagnóstico apuntaba algo importante sobre cómo seguir con la vida una vez que sabes que tienes Alzheimer. Después de quejarse de lo poco útil que fue para él la información que le dieron en su momento, terminaba la carta diciendo: «Están sirviendo bebida en la terraza. ¡Qué bien, ya hay algo con lo que puedo contar! Nos vemos cuando vuelva. Firmado: Confuso en Florida».

Una carta especialmente emotiva es la que escribía una enfermera a la que le negaron la posibilidad de ser miembro de su asociación profesional. Sospechaba que era porque un miembro les había dicho a los demás del comité de evaluación de nuevas inscripciones que a ella le habían diagnosticado Alzheimer:

Estimada Sarah:
Tengo que decirle que estoy muy apenada por la decisión que ha tomado su organización con respecto a mi ingreso en ella. Como enfermera jubilada tenía muchas ganas de participar en los estimulantes debates y las oportunidades de aprender que

*ofrece su grupo. Y yo tengo mucho que ofrecer a cambio de lo re-
cibido. Cuando me he enterado hoy de la noticia de que no me
querían en su organización, me he hundido. Claro que no utilizaban esas palabras; decían que el número de miembros es li-
mitado y que ya habían alcanzado su cuota este año. Pero yo vi
la reacción de uno de los miembros cuando compartí con él el
hecho de que me habían diagnosticado Alzheimer. Qué inocente
he sido al creer que no tendría prejuicios y que así se lo comuni-
caría al comité de miembros.*

*Espero que se informen sobre el impacto de la enfermedad de
Alzheimer, sobre todo en sus primeras fases. Todavía soy una
parte importante del mundo y mi enfermedad no es contagiosa.*

Atentamente,

MARGARET

Antes de salir para recibir los aplausos, cada actor hacía un ale-
gato personal al final de la obra sobre cómo se sentía. Bob, uno de
los actores de la representación, expresó de forma muy elocuente
que todavía estaba muy vivo y con una vida muy activa: «Todavía
me interesa la política. Me preocupa la guerra de Irak, el huracán
Katrina y lo que está ocurriendo en Washington y Staten Island.
Tengo mi opinión sobre el presidente Bush. Pienso en el futuro de
nuestro país y de nuestro mundo. Y también me preocupo por mi
futuro».

Yo escribí otra obra de teatro para trasmitir a la audiencia que
no se debe estigmatizar y esconder a las personas que viven con el
Alzheimer. Se llamaba como este libro: *Todavía estoy aquí*. Origi-
nalmente se representó en directo, pero después lo grabamos en vídeo, y ha terminado siendo el elemento central de estímulo de la
discusión pública a raíz de una serie de emisiones de televisión por
cable que patrocinaron las alcaldías de varias pequeñas ciudades de
Massachusetts. En colaboración con la Hearthstone Alzheimer's
Care Foundation, cada alcalde puso en funcionamiento una serie
de charlas públicas, debates, ferias de la salud y representaciones
para proporcionar información y que la sociedad abriera los ojos

ante las personas que viven con el Alzheimer en su ciudad. El efecto dramático de la obra de teatro servía como pistoletazo de salida del proceso de concienciación local.

La obra *Todavía estoy aquí* trata la historia de una familia que tiene que arreglárselas con los primeros síntomas del Alzheimer del padre y, al tiempo, con el diagnóstico definitivo. Presenta las reacciones de varios miembros de la familia y colegas según se van dando cuenta de la enfermedad del hombre: miedo, negación, ira, autoprotección y finalmente comprensión, amor y apoyo. La obra acaba con el siguiente monólogo del padre en un acto de una asociación para el Alzheimer, en el que admite su enfermedad y hace ver a los demás que todavía está ahí de una forma muy real:

> Aunque ya no puedo trabajar en los juzgados como abogado, ahora tengo un nuevo trabajo del que estoy muy orgulloso: hacer que la mayor cantidad de gente posible sepa que el vivir con el Alzheimer significa primero «vivir» y solo después de eso está la enfermedad. Las personas de nuestro entorno con un diagnóstico de Alzheimer todavía tienen mucho que contribuir a nuestras familias, a los que se preocupan por la enfermedad y a nuestras comunidades.
>
> Lo más importante que quiero decirles es: ¡No nos eviten! ¡No nos olviden! ¡No nos abandonen! El estigma de la enfermedad nos impide ser una parte de la sociedad a la que se trata con respeto y dignidad.
>
> Y para concluir, como dije al inicio de mi discurso, después de este último año tan duro, y gracias a la gran ayuda de mis muchos y viejos amigos, finalmente puedo decir: «Me llamo Jim. Soy esposo, padre y una persona que vive con el Alzheimer».

Un miembro de la audiencia de una de las representaciones de *A quien pueda interesar* expresó claramente el papel que representan estas obras de teatro en las vidas de las personas con Alzheimer: «Gracias por decir lo que todos estamos intentando decir. Tengo

Alzheimer y todavía estoy muy vivo. Tengo sentimientos, pensamientos y la necesidad de expresarme y seguir comprometido con la vida». El teatro consigue trasmitir este mensaje de una forma muy elocuente.

LA POESÍA

La poesía es una forma artística que pone en funcionamiento partes del cerebro que no entran en juego con las meras palabras. Tanto leer como escribir poesía contribuyen a mejorar las disfunciones cerebrales y hacen que las personas que viven con el Alzheimer se impliquen completamente. La poesía toca partes del cerebro que también se activan con las canciones. Aunque toda la poesía tiene esos efectos, la lectura dramática de poesía va algo más allá porque entra en contacto con el reino del teatro.

El proyecto de poesía Alzheimer's Poetry Project de Gary Glazner es un potente primer esfuerzo para utilizar la poesía como medio de comunicación entre la gente. Él dirige lecturas dramáticas de poesía en residencias comunes y asistidas, así como en lugares públicos. Su primer acto poético público en la ciudad de Nueva York tuvo lugar a principios de 2006 en el Bowery Poetry Club, un sitio muy popular en el que suelen reunirse los poetas por las noches para compartir su trabajo. Con la colaboración del club, el programa Artistas para el Alzheimer y la Asociación para el Alzheimer de la ciudad de Nueva York, este acto se organizó para una audiencia que incluía personas que viven con el Alzheimer y sus cuidadores. Gary Glazner, Bob Holman (el dueño del club) y yo (que actúo desde que era joven) fuimos los lectores dramáticos principales de un libro que Gary y su Alzheimer's Poetry Project habían recopilado con el fin de que resultara especialmente atractivo para esta audiencia. También estudiantes de la clase de poesía de Bob Holman de la Universidad de Columbia y algunos miembros de la audiencia leyeron poemas de la recopilación de Gary. Al final de cada una de las representaciones se componía un poema grupal junto con la audiencia y después se recitaba de forma dramática. Gary hacía el poema a partir de las respuestas de la audiencia a la pregunta: ¿Cuál es la cosa más bonita que han visto en la vida? Todos participaban y todos se lo pasaban bien; cuando se leía el poema, no había Alzheimer en la sala.

A continuación reproduzco uno de estos poemas, creado con alegría y entusiasmo a partir de las respuestas de uno de los grupos que asistió al Bowery Poetry Club:

Son muchas cosas.
Son todas esas cosas.
No pienso de esa forma en las cosas.
Estoy demasiado cerca de la belleza.
Nunca tengo suficiente belleza.
Soy incapaz de enumerarlas.
Los atardeceres y todas esas cosas que me abruman.
El dinero.
Veo muy a menudo la belleza.
Unos padres cogiendo a un hijo.
Su hijo, lo conocen.
No importa que el niño sea bueno, malo o ninguna de las dos.
Yo fui maestro, así que lo sé.
Escuchen lo que les digo.
Son tan perfectos...
Un gatito negro dormido es algo bello.
La luz del sol es lo más bonito que he visto en mi vida.
Yo enseñaba ingeniería química.
El fuego es lo más bonito que he visto en mi vida.
Los ojos de Ruth son bellos.
Sarah, mi hija recién nacida, tanto si es buena, mala o ninguna de las dos.
Mi mujer Virginia.
El dinero no es bello hasta que creces.
El atardecer.
Un gran bostezo.
¿Qué, qué, qué es la belleza?
Leer es bello.
¿Nueva York o Turquía? El Bósforo. Nada de lo que hay en este país
                    [puede compararse con el Bósforo.

No saberlo todo del hoy ni del mañana.
Una playa en Jamaica.
Las estrellas.
Mi madre es una mujer bella.
Una araña en su tela.
Oír ruidos.
El trino de un pájaro.
Lo más bonito que he visto en mi vida eres tú.

Los poemas tradicionales que las personas con Alzheimer seleccionaron para formar parte de la antología del Alzheimer's Poetry Project tenían ciertas características, igual que las obras de arte que comprendían en el Louvre y otros museos. Los poemas son bastante cortos, directos y contienen poderosas imágenes.

Las siguientes características de los poemas son las más destacables:

— Imágenes poderosas.
— Claras imágenes de la naturaleza.
— Posiblemente elementos que conocen bien desde la infancia.
— Estrofas potentes.
— Brevedad, en general.

El libro de Gary incluye varios poemas que descubrió que llamaban mucho la atención de los participantes durante los programas que organizaba. Como artista residente de ARTZ, Lauren Volkmer seleccionó y probó algunos poemas con los residentes afectados por el Alzheimer. Los que tuvieron un mayor impacto en ellos porque reunían las características mencionadas anteriormente fueron:

— *Soneto XVIII*, William Shakespeare, 1609.
— *El tigre*, William Blake, 1794.
— *Los narcisos*, William Wordsworth, 1804.
— *¿De qué modo te amo?* (Soneto XLIII), Elizabeth Barrett Browning, 1845.

— *La flecha y la canción*, Henry Wadsworth Longfellow, 1845.
— *El búho y la gatita*, Edward Lear, 1871.
— *Oigo cantar a América*, Walt Whitman, 1860.
— *Soy nadie*, Emily Dickinson, 1870.
— *El nuevo coloso*, Emma Lazarus, 1883.
— *Wynken, Blynken, and Nod*, Eugene Field, 1889 [3].
— *El camino no elegido*, Robert Frost, 1916.
— *Un alto en el bosque mientras nieva*, Robert Frost, 1922.
— *Fiebre marina*, John Masefield, 1902.
— *La casa con nadie en ella*, Joyce Kilmer, 1914.

El poema *El tigre* de William Blake incluye una poderosa descripción verbal de imágenes visuales y expresa fuertes emociones. Prueben a hacer una lectura dramática de este poema; es excelente para estas personas.

EL TIGRE

Tigre, tigre, que te enciendes en luz
por los bosques de la noche
¿qué mano inmortal, qué ojo
pudo idear tu terrible simetría?
¿En qué profundidades distantes,
en qué cielos ardió el fuego de tus ojos?
¿Con qué alas osó elevarse?
¿Qué mano osó tomar ese fuego?
¿Y qué hombro, y qué arte
pudo tejer la nervadura de tu corazón?
Y al comenzar los latidos de tu corazón,
¿qué mano terrible? ¿Qué terribles pies?
¿Qué martillo? ¿Qué cadena?
¿En qué horno se templó tu cerebro?
¿En qué yunque?

---

[3] En el momento en que se realizó la traducción de este libro, este poema no tenía versión en castellano. (*N. de la T.*)

¿Qué tremendas garras osaron
sus mortales terrores dominar?
Cuando las estrellas arrojaron sus lanzas
y bañaron los cielos con sus lágrimas
¿sonrió al ver su obra?
¿Quien hizo al cordero fue quien te hizo?
Tigre, tigre, que te enciendes en luz,
por los bosques de la noche
¿qué mano inmortal, qué ojo
osó idear tu terrible simetría? [4].

PARA HACERLO USTED MISMO; POESÍA

Usted puede escribir poesía con una persona que vive con el Alzheimer o con un grupo. Aunque en actos públicos un escritor profesional conseguiría seguramente hacer poemas «mejores», cualquiera de ustedes puede escribir de forma conjunta poesía solo poniendo en práctica su sensibilidad natural hacia el lenguaje y hacia la otra persona. Escribir poesía contribuye a que la persona que vive con el Alzheimer y su cuidador tengan la oportunidad de expresar emociones y utilizar de forma creativa las palabras. Y escribir poesía juntos necesita de algunos recursos, lo que afirma la seguridad en uno mismo de la persona y fortalece las relaciones.

La escritura de poesía de forma individual consigue obras más coherentes y la expresión de una visión más personal. Este es el enfoque que sugiere John Killick, la persona que originó este proceso:

Si las personas no son parientes cercanos o amigos, lo primero que hace falta es que se conozcan y ganen confianza. Se habrá conseguido la confianza necesaria cuando ambos participantes estén seguros de que cuando hablan, la otra persona escucha de verdad.

La primera regla inviolable para la escritura de la poesía es guardar silencio y escuchar con atención. Llenar un silencio con un poco de cháchara es una gran tentación, pero no lo haga. Deje que

---

[4] Versión y traducción de Antonio Restrepo. (*N. de la T.*)

la persona con Alzheimer ordene tranquilamente sus pensamientos y sentimientos y dele todo el tiempo que necesite para encontrar las palabras correctas y decirlas. No interrumpa ese proceso.

Cuando la persona con Alzheimer empiece a hablar con libertad, pídale permiso para escribir o grabar sus palabras. No transcriba lo que dice la persona sin tener la mínima cortesía de pedirle permiso antes.

No le sugiera un tema ni guíe la situación de ninguna forma. Solo mantenga una conversación y escuche. Su labor aquí es registrar y afirmar, no dirigir. Con el propio acto de escribir lo que dice estará dotando de la importancia que se merecen a sus palabras y a la persona en sí misma. Refuerce el mensaje de que está escuchando con asentimientos, sonidos de aprobación o incluso diga «sí».

No intente construir un poema en esta fase tan temprana del proceso. La persona habla en prosa y eso es lo que tiene que escribir, prosa. Cuando parezca que la persona ya ha acabado de decir lo que quería o está demasiado cansada para continuar, déjenlo. Vaya abandonando la actividad lentamente y con mucha consideración. Dígale a la persona que le traerá la versión mecanografiada de lo que ha dicho la próxima vez que vaya a visitarla.

Cuando esté de nuevo a solas y después de haber mecanografiado el texto, léalo atentamente para comprobar si tiene alguna característica poética: trazas de ritmo (incluida la repetición) o vivas frases emotivas, especialmente si se trata de metáforas. Si encuentra alguna de ellas, es posible que haya un poema oculto en la prosa. La rima es la característica menos probable de encontrar (excepto alguna ocasional o accidental), así que no se obsesione con encontrar rimas.

Si ha descubierto alguna característica poética ya estará listo para empezar a crear poesía. Empiece eliminando los elementos que parezcan irrelevantes o que no sigan el tema principal de que lo que usted cree que la persona quería expresar. Ponga en juego su propia sensibilidad. Pero tenga en cuenta la segunda regla de oro: no añada nada en ningún momento. Todas las palabras del poema final deben haber salido de la persona. Recuerde, está ayudando, no interfiriendo.

Cuando vuelva a visitar a la persona, llévele el poema, léaselo y déle una copia impresa con letra muy grande (tamaño 24 por lo menos). Si en vez de un poema le ha quedado una bonita composición en prosa, llévesela de todas maneras. Pídale permiso para compartir el poema con otras personas: familiares, amigos o personal de la residencia. Si el poema que ha hecho a partir de las palabras de la persona es verdaderamente bueno, pídale permiso para compartirlo con una audiencia más amplia, por ejemplo en lecturas públicas, emisiones de radio o publicarlo en una revista o libro. Si la persona acepta, pídale que firme su consentimiento por escrito (la propia persona o su representante legal). Asegúrese de que el consentimiento especifica si el poema llevará el nombre solamente o el nombre y los apellidos de la persona, o si debe firmarlo como anónimo.

Si ha creado varios poemas a partir de las palabras de un mismo individuo que vive en una residencia (un familiar o cualquier persona que viva en algún alojamiento colectivo), considere la idea de publicar un cuadernillo y hacer una lectura formal en la que haya familiares y amigos invitados. También pueden enmarcarse y colgarse de la pared como celebración de la creatividad de la persona.

LAS NARRACIONES

En vez de poemas, el cuidador y la persona que vive con el Alzheimer pueden crear historias juntos con el fin de ir desarrollando su relación. Como señala el psicólogo Dan Schacter en su excepcional libro *En busca de la memoria: el cerebro, la mente y el pasado*, la mayor parte de las habilidades de nuestra memoria se van reduciendo con el tiempo si las comparamos con las de la gente joven, pero hay una que aumenta: la de narrar historias. Tal vez debido a que contamos una y otra vez las historias de nuestras vidas, tendemos a recordarlas. A los demás les gusta escuchar las historias que contamos, aunque ya seamos viejos. Y no les importa si esas historias están vinculadas con recuerdos reales o si tenemos tendencia a embellecerlas. Según vamos cumpliendo años, con o sin

Alzheimer, vamos adoptando el papel de narradores para nuestros hijos y nietos. Anne Basting, aprovechando esta capacidad natural de los mayores para contar historias, ha desarrollado una estrategia en relación con las personas que viven con el Alzheimer denominada TimeSlips. Centrándose en la narración de historias, ha desarrollado una técnica estructurada para crearlas y contarlas. El minucioso proceso de Anne incluye los fundamentos de la filosofía de compartir las artes dramáticas con las personas que viven con el Alzheimer: cómo hablar y comunicarse, cómo presentar ideas, cómo evocar la creatividad y cómo construir las relaciones. En vez de escuchar una conversación y crear poemas como hacía John Killick, o entrevistar a personas para escribir una obra de teatro a partir de «cartas» como Maureen Matthews y Lauren Volkmer, Anne anima y ayuda a la gente, normalmente dentro de un grupo, para que desarrolle historias. Lo que tienen en común todas estas experiencias artísticas es que se centran en las capacidades de la persona, que son fundamentalmente formas para que dos o más personas se relacionen entre sí, y que logran satisfacción y realización personal (todos ellos principios para el acercamiento de las artes dramáticas a personas con Alzheimer).

El proceso de Anne comienza estableciendo un contexto: el director del grupo de narración lee el poema que el grupo ha creado anteriormente, si lo hay, y después pasa entre las personas del grupo una fotografía única y a menudo sorprendente: un bebé sentado en el interior de un viejo maletín de médico de cuero, un mujer del lejano Oeste con un vestido largo apuntando con un rifle a las vías del tren, un escalador saltando y casi volando entre grandes rocas lisas por encima de un profundo barranco… El uso de este tipo de fotografías, tan extraordinarias que resultan ligeramente irreales, en vez de instantáneas naturales animan a las personas a imaginar una historia sin correr el riesgo de «equivocarse», cosa que podría ocurrir con una imagen más común. Ponerle nombre al personaje de una foto curiosa entraña menos riesgo que intentar recordar el de alguien en una foto que se supone que tendrías que reconocer; en esto último puedes equivocarte.

En un grupo todo el mundo puede mirar la foto y contribuir libremente con una frase, que tenga sentido o no, a la historia que se está creando a partir de la imagen, especialmente si hay otra persona que habla primero. Una persona empieza a contar una historia sobre el bebé del maletín de médico, que se llama «Travieso». Otra persona del grupo denomina al hombre que está saltando en la montaña «El valiente chiflado». Mientras todos se lo pasan bien, están menos confusos, menos agitados, inician más conversaciones por propia iniciativa y normalmente se muestran más comunicativos con la familia y los amigos. ¿Por qué? Anne cree que las personas cuando se hacen mayores van perdiendo cada vez más roles sociales de su vida anterior que hasta entonces definían lo que eran: profesores, padres, amigos, sostenes económicos de sus familias... Pero eso no significa que no puedan adquirir roles nuevos o establecer nuevas relaciones. Con Maureen y Lauren se convierten en personas que cuentan anécdotas; con Gary y John Killick, en poetas; en El Louvre, en visitantes de museos; y con Anne Basting, en narradores. Estos nuevos roles hacen que se sientan reafirmados y útiles. Reemplazan su memoria con creatividad.

Todas las experiencias artísticas descritas en este libro son útiles si se fundamentan en el principio esencial de que, aunque la capacidad de la memoria se reduce durante la enfermedad de Alzheimer, la creatividad permanece todo el tiempo relevante y viva. Los cuidadores que tienen en cuenta este principio consiguen construir relaciones duraderas y llenas de cariño.

En el proceso de la actividad de Anne, un director se reúne con un grupo de narradores y, a partir de las ideas y las palabras que esas fantásticas fotos les traen a la mente, les ayuda a crear historias divertidas e interesantes. El director hace preguntas y celebra y dignifica cada respuesta. Por ejemplo, puede preguntar: ¿Qué nombre le podríamos poner a esta persona? ¿Cuándo creéis que sucedió esto? ¿De dónde puede venir esta persona? ¿Cuánto tiempo creéis que lleva haciendo esto?, etc. Y todas las respuestas están bien, incluso si hay varias respuestas diferentes. ¿Por qué iba a venir solo de un lugar o pensar únicamente una cosa esa persona? ¿En qué sitio dice que las diferentes ideas o nombres tengan que ir en el mismo sentido? A todos se nos ocurren ideas que simplemente nos surgen de la nada. Como resultado de esta mezcla, las historias que salen son creativas, imaginativas, divertidas y algo alocadas.

Es posible que los narradores que tengan algún problema de audición no oigan bien las preguntas. Ocurre lo mismo en los museos, donde algunas personas tienen dificultades para seguir lo que dice el guía. Un cuidador que conozca esta dificultad puede ayudar sentándose al lado de la persona y repitiendo lo que se dice para que esta pueda oírlo correctamente. De igual modo, si alguien tiene algo que decir pero no puede levantar la voz, su cuidador puede repetir su aportación en voz más alta para el grupo y el director. Estos detalles son importantes en todas las experiencias artísticas que he descrito aquí. Muy a menudo los participantes no quieren hablar porque no ven u oyen bien lo que está sucediendo, no porque no tengan nada que decir. Anne suele llamar a la persona que le ayuda a oír o que dice en voz alta lo que aporta «el eco». Cualquier experiencia artística para una persona que vive con el Alzheimer necesita un «eco» para ayudar con la comunicación, sobre todo en actividades en público o en grupo.

Para reforzar el papel del narrador, poeta o actor, cualquier representación artística, por ejemplo una narración en voz alta, tiene que acabar con una celebración. La historia, el poema, la obra de teatro o la canción se interpretan y después todo el mundo recibe felicitaciones y agradecimientos. Los aplausos son también algo muy recomendable. Celebrar estos logros, aunque solo se trate de leer un poema en voz alta al terminarlo, enviarlo a un periódico local o enmarcarlo para ponerlo en la pared, le producen a la persona enferma y a su cuidador satisfacción y diversión, lo que mejora su humor y refuerza su relación.

Dado que esta forma de narración se creó para hacerse en grupo, si un cuidador quiere crear una historia en su casa, lo mejor sería que invitara a un grupo de amigos para realizar esta actividad. Así la persona que vive con el Alzheimer se convierte en miembro de un grupo formado por personas que tienen cada una diferentes habilidades cognitivas. Solo hay que tener cuidado de que las personas del grupo no utilicen recuerdos o hechos del pasado, sino solo su imaginación libremente.

Si una persona que vive con el Alzheimer y su cuidador quieren crear una historia juntos, pueden empezar mirando una fotografía, interpretándola a su manera y compartiendo sus impresiones el uno con el otro. El cuidador tendrá que escribir la historia (será mejor que tome breves notas en vez de intentar reflejar frases completas para no romper el flujo de la narración). También será necesario que haga las preguntas de las que hablábamos antes, aunque de una forma diferente. En vez de preguntar: «¿Qué nombre le darías a la persona de la fotografía?», el cuidador puede dar una respuesta y pedir otra a su compañero: «Yo llamaría a este hombre "El loco de la montaña", ¿y tú?». O algo así: «Creo que esta señora va de camino a una boda, ¿qué te parece que se va a encontrar cuando llegue al lugar?». El cuidador se convierte en uno de los dos narradores en vez de asumir el papel de director de un grupo.

En general, todas las actividades artísticas que se describen en este libro se basan en una profunda comprensión de cómo es vivir con el Alzheimer, en un deseo de construir una relación con la persona con la enfermedad, y en un conocimiento de las reglas básicas de la comunicación entre el enfermo y su cuidador. La lista que aparece a continuación (la lista de Anne con alguna ligera modificación) puede servir universalmente para describir las reglas de compromiso para los cuidadores así como para profesionales, educadores o personas que colaboren en los museos o en otras actividades:

— Aproxímese a la persona desde delante.
— Diríjase a la persona como a un adulto, no como a un niño.
— Procure que haya contacto visual.
— Póngase al nivel de la persona, tanto si está de pie como si está sentada.
— Empiece presentándose.
— Muéstrese tranquilo.

— Hable lentamente y de forma coherente.

— Haga una sola pregunta cada vez.

— Dé instrucciones paso por paso, una cada vez.

— Después de hablar, deje un tiempo para que la otra persona reciba y procese el mensaje.

— Espere pacientemente la respuesta. No se adelante creyendo que la persona no le ha entendido.

— Refuerce su mensaje con algún gesto.

— Esté atento a las expresiones no verbales.

— No interrumpa a la persona cuando hable.

— Repita lo que no haya entendido.

— Intente copiar el tono emocional de la persona al repetir lo que acaba de decir.

— En lo que a temas se refiere, siga el hilo de la persona. Déjele decidir el tema en vez de imponer alguno que usted crea que es relevante.

— Si repite la frase que ha dicho la persona porque necesita alguna aclaración, siga haciéndolo introduciendo pequeñas diferencias hasta que la persona le confirme que ha entendido bien.

— Acepte el sentimiento que expresa la persona.

— Utilice el tacto para confirmar sentimientos, pero solo si la persona se muestra abierta a ello.

— Ralentice sus gestos y conténgase un poco. No sea demasiado expresivo.

— Explique sus acciones si parece que no le han comprendido.

— Evite las jergas particulares (excepto en el caso en que la cultura de la persona sea parte de esa jerga).

— Utilice palabras relacionadas con la edad y la experiencia de la persona.

— Diviértase.

— Sonría.

Si utiliza esta lista tendrá éxito la mayoría de las veces que intente comunicarse con personas que viven con el Alzheimer, tanto si está guiando un grupo en un museo, hablando de una película o creando poesía.

NOS VEMOS EN EL CINE: UN PASEO POR LA AUTOPISTA DE LA MEMORIA CINEMATOGRÁFICA

Crear un poema o una narración es una forma de ser creativo, desarrollar habilidades, acceder a recuerdos y ser parte de la vida. Otra forma es ver películas. Pero no cualquier película. ARTZ ha identificado un conjunto de escenas de películas de Hollywood, musicales o escenas de televisión que parecen llamar la atención de una audiencia de personas que viven con el Alzheimer, así como de sus cuidadores. Las películas, las escenas en sí mismas y algunos de los actores están grabados en el recuerdo de muchas personas y ver esas escenas despierta los recuerdos de cuando se vio la película, de instantes cinematográficos que se parecen a sus vidas, o de momentos de relajación viendo películas y sintiéndose bien con respecto a la vida.

Las escenas consiguen algo más: tocan las emociones activas en la amígdala de la persona todavía en funcionamiento. ¿Cuáles son estás películas y por qué funcionan? La siguiente lista es el resultado de una gran cantidad de pruebas con residentes y visitantes de las residencias Hearthstone y East Side Lenox House Neighborhood de Nueva York. Aunque la elección de las escenas y películas pueda resultar obvia vista así (como los cuadros de los que hablamos en el capítulo anterior), la lista solamente nos resulta obvia una vez que todos sus elementos se han identificado tras una investigación.

Si usted quiere crear su propio programa de cine en casa, recuerde que debe probar con muchas películas y seleccionar las que hayan tenido un efecto más duradero.

Escena	Película/Programa de televisión	Actor o actriz
¡Oh, qué hermosa mañana! (*Oh, what a beautiful morning!*)	*¡Oklahoma!*	Gordon MacRae
En algún lugar sobre el arcoíris (*Somewhere over the rainbow*)	*El mago de Oz*	Judy Garland en el papel de Dorothy
Si yo fuera rico (*If I were a rich man*)	*El violinista en el tejado*	Chaim Topol en el papel de Tevye
Yo soy Drácula	Drácula	Bela Lugosi
Episodio en la fábrica de chocolate	Te quiero, Lucy	Lucille Ball y Vivian Vance
Problemas de fontanería	The Three Stooges	Trío cómico The Three Stooges (Moe, Larry, Curly) [5]
Cantando bajo la lluvia (*Singing in the rain*)	*Cantando bajo la lluvia*	Gene Nelly y Debbie Reynolds
Do, re, mi	*Sonrisas y lágrimas*	Julie Andrews
Siempre nos quedará París	*Casablanca*	Ingrid Bergman, Humphrey Bogart y Claude Rains
El hombre más rico de la ciudad	*¡Qué bello es vivir!*	James Stewart

Las vidas de las estrellas de muchas de estas películas han aparecido en las revistas durante décadas: Judy Garland, Humphrey Bogart, Lucille Ball, Ingrid Bergman, Genne Nelly, James Stewart... Lo mismo ocurre con las películas. ¿Quién no ha oído hablar de *Casablanca* o de *El mago de Oz*?

Pero lo más importante de estos extractos de películas son las emociones que evocan: felicidad, ansiedad, miedo, tristeza, espe-

---

[5] Serie cómica no emitida en España. (*N. de la T.*)

ranza, humor, torpeza, amor, arrepentimiento o alivio. Esas son las primeras que nos vienen a la mente, aunque cualquiera que conozca estas películas podrá añadir unas cuantas más a la lista. ¿Y cuál es el efecto de esas emociones? Que la persona se siente presente y capaz. Todo el mundo llora y ríe igual. Los cuidadores pueden construir conexiones a un nivel profundo, personal y familiar. En una proyección reciente, yo mismo presencié como una pareja empezaba la velada nerviosa y con miedo de cometer un error, pero para cuando acabó la última escena estaban arrellanados en el asiento, relajados y cogidos de la mano exactamente igual que cuando eran jóvenes. En ese momento no había Alzheimer en su relación.

Cuando muestro estas escenas a algún grupo, normalmente le pido a algún colega que venga conmigo. Uno de nosotros presenta y «prepara» la escena y el otro hace preguntas después, tanto para evocar como para generar recuerdos. A continuación voy a mostrar cómo organizamos una «presentación-preparación» típica; cuando acabamos esta presentación llena de pistas, siempre hay alguien ha adivinado que la película es *Casablanca*.

«La siguiente escena que van a ver proviene de una de las películas más románticas y más tristes que he visto en mi vida. Una verdadera historia de amor. ¿Cuál podría ser? [Se hace una pausa.] Les daré otra pista. La acción se desarrolla en el norte de África durante la Segunda Guerra Mundial, en una ciudad con una kasba. Una de las frases más famosas de la película es: «Tócala otra vez, Sam». Las estrellas de la película son, uno de los actores más famosos de la época, Humphrey Bogart, conocido como «Bogey», y una de las mujeres más bellas, Ingrid Bergman. Eso es. La película es *Casablanca*. Vamos a verla».

Tras poner la última escena de la película, en la que Bogart convence al personaje de Bergman de que se vaya y lo deje allí, para después ocuparse de proteger su vuelo matando al soldado que trata de detenerlo, entra en juego la parte de generar recuerdos:

«¿No es la escena más triste que han visto en su vida? Pero también es muy tierna y está llena de amor, ¿verdad? ¿Alguna vez han sentido ustedes un amor igual? ¿Y en qué guerra sucedía esto? Ah, sí, en la Segunda Guerra Mundial. Muchos estuvieron en el ejército o vivieron la guerra. ¿Estuvo alguno de ustedes en el ejército o conocen a alguien que estuviera?».

Cuando ya se han respondido algunas de estas cuestiones, es el momento de introducir la siguiente escena:

«Sean [o Lauren, o quién esté acompañándome], ¿de qué va la siguiente escena?».

Los programas cinematográficos pueden hacerse en grupo o en solitario. Resulta mejor en grupo, igual que las narraciones, pero también pueden desarrollarlo una persona que vive con el Alzheimer y su cuidador en casa. Vaya al videoclub de su zona y alquile tres películas antiguas que crea que le pueden gustar a la persona con Alzheimer. Después de cenar ponga una en el reproductor y cuéntele de qué va la película para ir poniendo en funcionamiento su memoria. Después véanla juntos. Si el enfermo consigue seguirla, véanla hasta el final; si no, apáguela y no vuelva a alquilarla. Después de un mes de veladas de cine como esa ya podrá identificar una docena de favoritas. Cómprelas o haga copias legales y empiece a formar su filmoteca. Haga una lista de películas con una sinopsis del argumento y la lista de estrellas que actúan en ella junto a cada título. Cuando se aburra de esos porque ya los ha visto muchas veces, siga añadiendo títulos a la lista. Siempre que quieran ver una película juntos, pregúntele cuál le apetece ver esa noche. Léale los títulos, las descripciones y los actores de la lista y déjele elegir (usted puede hacer sugerencias si parece que ninguno le apetece) y diviértanse juntos. Tal vez unas palomitas sirvan para acompañar.

PARA HACERLO USTED MISMO; MÚSICA Y REPRESENTACIONES

¿Usted, un amigo o un familiar toca un instrumento musical, canta, baila, hace fotografías o le gusta pintar? Invite a esa persona a «mostrar su arte» ante su familiar enfermo o a colaborar con él en su realización. No importa que se le dé bien o mal. Con ocho

personas que se presten voluntarias una vez al mes, ya tendrá dos
«representaciones artísticas» a la semana.

Siempre y cuando el lugar lo permita, organice la escena como
si fuera un local específico para el acto: un teatro, un salón de actos para una lectura o un baile (incluso aunque lo único que se
pueda hacer sea mover los muebles). Pídale a algún conocido que
le haga una especie de «programa» con el nombre de la persona
que va a actuar y una breve descripción de lo que va a hacer. Prepare aperitivos y refrescos para el «intermedio». Y diviértanse. Dele
mucha importancia a la representación durante todo el día y también cuando llegue el «artista» y haga su entrada. Todo el mundo
disfrutará de esta actividad y la persona que vive con el Alzheimer
recordará las emociones positivas que tuvo. No se sorprenda si a la
tercera representación afirma: «Ya he visto esta actuación antes».
No se estará quejando, sino alegrándose y demostrando que su memoria empieza a funcionar mejor que antes.

Seguramente usted sabrá cuál es su música favorita (la clásica, el
jazz, la ópera, el *rock & roll*, el *country*, los cantantes melódicos, los
musicales, los himnos religiosos, las bandas populares, la música de
una época concreta, los Beatles, Barbra Streisand o Frank Sinatra).
Si no lo sabe o cree que le gusta la música de más de un tipo, empiece con su fonoteca como hizo antes con su filmoteca. Alquile o
compre unos cuantos cedés y vaya probando para ver cuáles recuerda. ¿Canta alguna canción en concreto? Guarde las que le han
llamado más la atención y descarte las demás. Haga hincapié en el
hecho de poner la música, hable con la persona sobre los cantantes, recuérdele los buenos tiempos que probablemente tendrá asociados con la música y disfruten juntos.

Si le gusta la ópera o los musicales, anímese a comprar entradas
para ir a algún teatro cercano y ver la representación. Pero cuente
con que tal vez tengan que irse en el intermedio, o incluso antes, si
la representación completa resulta demasiado para la persona que
vive con el Alzheimer. Pero no se sorprenda si consigue mantener
la atención durante las tres horas de la representación. Eso ocurre
muy a menudo. Pero si decide que es mejor que se vayan, no le dé

importancia. Haga que parezca natural y que lo ha decidido usted por su cuenta. También asegúrese de que la persona que vive con el Alzheimer vaya al baño antes de la representación y en el descanso. Si dice que no necesita ir, recuérdele que no va a poder ir durante un buen rato. Incluso vaya usted también al baño para que vea que es importante y para no tener que dejarlo solo en otro momento. Han salido para divertirse y lo mejor es evitar cualquier posibilidad de avergonzamiento en público para usted y para esa persona.

En México, igual que en otros países, los profesionales del cuidado de estos enfermos han descubierto que las artes dramáticas y las demás artes conectan a las personas con su cultura y contribuyen a reducir los síntomas de la enfermedad. La doctora Silvia Mejía, psicóloga geriátrica en Tijuana, ha identificado en su propia consulta varios elementos icónicos de la cultura mejicana que parecen despertar los recuerdos de las personas con demencia: las películas protagonizados por Cantinflas, el famoso cómico mexicano de los cincuenta, sesenta y setenta; la música del cantante Pedro Infante, la celebración del Día de los Muertos, las piñatas en las vacaciones, comer Roscón de Reyes el día 6 de enero y las imágenes de la Virgen de Guadalupe. Estos elementos tan simbólicos vinculan directamente a las personas con demencia con su importante herencia cultural. Maite González, una enfermera geriátrica que trabaja en México DF, recomienda a las personas con demencia a las que ella ayuda que escuchen el programa *El fonógrafo* de la emisora de radio de la ciudad de México. Ha descubierto que escuchar esa música, que los enfermos conocen de sus tiempos de juventud, consigue que se reduzca la ansiedad y la agitación de los pacientes. Una residencia para personas con demencia de Tampico, México, centra sus programas en cualquier tipo de arte a su alcance, por ejemplo, bailar, escuchar música y hacer manualidades.

SALIR Y RECORRER LA CIUDAD

Todas las experiencias artísticas, dramáticas y creativas que se han descrito aquí se pueden realizar en grupo, en pareja entre el enfermo y el cuidador, en casa, en una residencia común o asistida, o como actividad para ocupar las horas diurnas. Aunque siempre existe la posibilidad de traer artistas al lugar donde esté la persona que vive con el Alzheimer, hay algo especial en hacer justo lo contrario: salir, coger un taxi o el coche, y llegar a un museo, un club poético o un cine es una experiencia valiosa en sí misma, le añade valor al sentido de identidad de la persona y le hace ver que es parte de la sociedad, no alguien que esta ha dejado de lado.

Hay una experiencia artística en concreto que siempre necesita que el enfermo salga de casa: el circo. Los artistas de circo necesitan equipamiento y un lugar donde hacer su representación. Los acróbatas necesitan trampolines y columpios, los malabaristas bolos y anillas y un lugar lo suficientemente alto para poder tirarlos al aire, los caballos y los perros necesitan un lugar para hacer sus trucos y los payasos necesitan sitio para caerse, rociarse con agua los unos a los otros y hacer sus habituales tonterías. ¿Pero el circo no es muy ruidoso y está demasiado lleno de gente y de niños pequeños correteando por todas partes para que pueda disfrutarlo una persona con Alzheimer?, se preguntarán. La respuesta es no. El Big Apple Circus de la ciudad de Nueva York colabora con Artistas para el Alzheimer donando un número de entradas anualmente para invitar a personas con Alzheimer y sus cuidadores de la ciudad. El circo también se asegura de que haya guías para ayudar a estas personas con necesidades especiales a llegar hasta la primera fila, donde no tienen que subir escaleras. A todos los que han ido les ha encantado. Se reían con los payasos, se asombraban con los acróbatas que volaban por el aire y cantaban al ritmo de la música. Y hacían todo esto entre la marabunta de niños chillando, ruido ensordecedor y más emociones de las que habían experimentado en años. Todo ello sin perderse nada del espectáculo. En París, cuando fuimos a ver al Cirque Phénix con los residentes del hospital Bretonneau, los participantes disfrutaron igualmente (y eso que la primera parte del espectáculo duró una hora y media). Lo mejor fue cuando uno de los payasos empezó a tocar *La Marsellesa*, el himno nacional francés, con un trombón y uno de los residentes le dirigía como un director de orquesta.

¿Por qué el circo tiene el mismo efecto que otras experiencias artísticas aunque se da en unas condiciones que parecen adversas? El circo, sus sonidos, sus colores y la forma en que los sentimos, nos resultan familiares a todos.

Los artistas utilizan sus cuerpos para mostrar sus habilidades y para contar historias. El ruido del público expresa sus sentimientos con sus «¡Aaaaaah!» y sus exclamaciones de alegría o anticipación. Todo eso cobra un sentido visceral en los cuerpos y las mentes de las personas que viven con el Alzheimer. No tienen que pensar en lo que ven, simplemente saben que tiene sentido para ellos igual que para cualquier otra persona.

La gente del circo también utiliza expresiones faciales, sobre todo los payasos. Y ya sabemos que las expresiones faciales de todo tipo (alegría, tristeza, miedo, disgusto) funcionan con las personas que viven con el Alzheimer, porque esas expresiones son inherentes a nuestros cerebros. De hecho toda la experiencia de entrar en una carpa de circo, disfrutar del espectáculo, salir y volver a un mundo más tranquilo, también nos resulta familiar a todos.

Por encima de todo el circo es diversión. Podríamos poner de manifiesto el hecho de que las artes dramáticas construyen la memoria procedimental que todo el mundo utiliza para aprender cosas durante su vida, también las personas con Alzheimer. Podemos hablar de la forma de emplear la parte creativa de nosotros para sentirnos valorados y reafirmados. Podemos enfatizar los roles sociales que surgen y participan en el arte y lo importantes que son esos roles para la definición de lo que somos. Pero todo eso pierde sentido en comparación con la alegría que el arte les trae a las personas con Alzheimer y el sentido de sí mismas que desarrollan al darse cuenta de que han salido y van por la ciudad, siendo parte de la vida que se merecen. Estas experiencias consiguen que todo el mundo pueda decir «todavía estoy aquí» y construir relaciones con los demás, porque todos nosotros somos parte de la condición humana.

6

EL TRATAMIENTO A TRAVÉS DEL DISEÑO

*Cómo unos espacios apropiados donde desarrollar
la vida contribuyen a la independencia y el bienestar*

> *El muro va de este a oeste; el melocotonero crece pegado a
> él por su lado sur. El sol brilla sobre el árbol y calienta las pie-
> dras que hay tras él. Las piedras calientes trasmiten su calor
> a los melocotones del árbol.*
>
> CHRISTOPHER ALEXANDER

CUANDO estudiaba mi doctorado en sociología en la Universidad de Columbia, mi mentor, Robert Merton, me mostró
una forma especial y única de ver el mundo. Instintivamente supe
que las «lentes» (como llamaba Merton a esa idea que compartió
con nosotros) que me acababa de poner podían ayudarme a crear
un mundo mejor. Encontré en el diseño ambiental una aplicación
inmediata de las ciencias sociales que podía satisfacer las necesidades de las personas por medio de todo tipo de edificios: viviendas
adaptadas a las necesidades culturales de grupos inmigrantes, es-
cuelas que permitieran jugar a los niños sin que sufrieran destrozos
ni los niños se hicieran daño, hospitales que fomentaran la curación
a la vez que los cuidados médicos, y oficinas que promovieran
tanto la salud como la eficacia en el trabajo. Como el primer beca-
rio de investigación en disfrutar de la Beca Loeb de Diseño Ambiental en la Escuela de Graduados en Diseño de Harvard, en cuya
facultad permanecí más de una década, tuve la excepcional oportunidad de explorar en profundidad la relación entre la sociología, la
arquitectura, el interiorismo, el paisajismo y la planificación urba-
nística.

Pude poner en práctica estos conocimientos y experiencias muchos años después, cuando me pidieron que encontrara una nueva manera de tratar a las personas que viven con el Alzheimer. Me di cuenta de que podía descubrir cómo los entornos físicos podían ayudar a las personas de este grupo extremadamente vulnerable a que encontraran el camino de acceso a sus recuerdos, y que esos mismos principios podían utilizarse para crear entornos saludables de todo tipo.

De hecho, los entornos físicos diseñados a medida pueden reducir los síntomas del Alzheimer. En un estudio de varios años que hice junto con mi equipo para el Instituto Nacional de la Vejez (NIA, según sus siglas en inglés), descubrimos que las características del entorno físico tenían una correlación con la reducción de los síntomas.

Hay ocho características principales de los lugares que sirven de apoyo para que las personas que viven con el Alzheimer puedan desarrollar todo su potencial: el control de las salidas, los caminos con una dirección, la privacidad, los espacios compartidos, los jardines, la sensación de hogar, la comprensión sensorial y el apoyo a la independencia y a la reafirmación personal. Más adelante hablaré sobre las cualidades de diseño deseables para que una residencia o instalación similar pueda autodenominarse «especialmente preparada para las personas con Alzheimer». Sin embargo, usted puede utilizar esta información para adaptar su propia casa o el lugar donde vive la persona con Alzheimer.

Busque residencias, residencias asistidas o jardines que sean seguros y que estén protegidos, sin puertas o ventanas sin cerrar, vallas u otras salidas potenciales. Las investigaciones han demostrado que el nivel de depresión se reduce en las personas con Alzheimer que se encuentran en sitios donde las salidas que pueden llevar a sitios potencialmente peligrosos están aseguradas o camufladas. Cuando las personas se sienten seguras, se libera en el cerebro una hormona llamada oxitocina. Esto contribuye a un menor estrés y a que las personas se muestren más confiadas y sociables en esos lugares. En los entornos con las salidas al exterior aseguradas, los cuidadores y el personal encargado de atender a los enfermos está más relajado y puede pasar más tiempo con los residentes.

LOS CAMINOS CON UNA DIRECCIÓN

Intente que haya un destino al final de los pasillos o corredores, algo que anime a caminar con un propósito en vez de deambular sin rumbo. Cuando el destino (por ejemplo, el comedor o la cocina) es claramente comprensible y se ve bien, la persona sabe adónde va. Situar indicadores en los puntos en los que hay que tomar una decisión sobre hacia dónde seguir, por ejemplo una esquina o el umbral de una puerta, reduce las posibilidades de que alguien con problemas de orientación se pierda. Otros elementos que evocan lo que creemos que son recuerdos y funciones inherentes, como la música, los olores de la comida o una chimenea, también pueden ser indicadores excelentes. Las personas con Alzheimer que van por un camino con un destino claro andan con más decisión y claramente más centrados que cuando no tienen un destino visible. La mera observación podrá hacer que usted se dé cuenta de eso. Pero nuestra investigación no ha conseguido encontrar una correlación entre los caminos bien planeados y una reducción de la agitación, la agresividad u otros síntomas que hayamos estudiado. No sabemos por qué. Es obvio que necesitamos investigar más.

LA PRIVACIDAD

Lo deseable son lugares privados con superficies donde se puedan colocar fácilmente recuerdos y otros objetos personales que pertenezcan a la persona. Como el resto del mundo, las personas que viven con el Alzheimer se encuentran más cómodas si tienen objetos personales que les despierten recuerdos a su alrededor. Es una tendencia natural en todas las criaturas vivientes querer tener un «territorio» propio. Las investigaciones muestran inequívocamente una reducción de la ansiedad y la agresividad, así como un menor número de síntomas psicóticos en lugares donde hay un nivel más alto de privacidad y personalización. La seguridad, familiaridad y la capacidad de predecir lo que se va a encontrar en el territorio propio también pueden vincularse con los efectos positivos de la producción calmante de la oxitocina en el cuerpo.

LOS ESPACIOS COMPARTIDOS

Las cocinas, los comedores, las salas de estar y otros espacios donde realizar actividades en grupo que se vean y se sientan distintos de los demás espacios también son elementos a tener en cuenta. La decoración y el mobiliario que diferencian claramente un lugar de otro contribuyen a conseguir el comportamiento adecuado en cada estancia. Si el entorno nos dice lo que se espera de nosotros, nuestra tendencia es hacerle caso. Las investigaciones demuestran que en los lugares donde cada espacio compartido está decorado para evocar un estado de ánimo diferente, las personas que viven con el Alzheimer tienen menos probabilidades de encerrarse en sí mismas y aislarse. El deseo de estar con otros, ayudarles y cuidarles es un sentimiento instintivo universal que un diseño consciente y creativo puede lograr despertar.

LOS JARDINES

Los lugares con porches, patios y jardines les proporcionan a las personas que viven con el Alzheimer un acceso al exterior continuo y seguro. Estos lugares exteriores mejoran los desórdenes relacionados con la pérdida del sentido temporal. Muy pronto en el desarrollo de la enfermedad de Alzheimer, el sentido interno del tiempo de estas personas se ve perturbado, lo que desemboca en alteraciones del sueño, el síndrome vespertino y otras desorientaciones temporales. El contacto físico con la naturaleza y, a raíz de este, con la hora del día, el tiempo atmosférico y el paso de las estaciones, ayuda a las personas que viven con el Alzheimer a mantener la conciencia del paso del tiempo. Mis propias observaciones (así como las de otras personas) indican con total claridad que los jardines tienen efectos positivos, aunque es difícil plasmar esos efectos en una investigación. Hacen falta investigaciones para determinar el impacto conductual de los jardines teniendo en cuenta la accesibilidad física, la presencia o ausencia de programas de terapia con horticultura, el horario en que se abren y cierran las puertas, y lo segura que es la valla del jardín. Al visitar un jardín que se supone que está diseñado para personas con Alzheimer, fíjese en esos detalles. El simple hecho de tener un jardín puede que no sea suficiente para que tenga influencia en los síntomas.

LOS ESPACIOS CON SENSACIÓN DE HOGAR

Siempre hay que buscar entornos que den una sensación acogedora y hogareña. Las personas que viven con el Alzheimer en sus casas ya están en un ambiente hogareño. Pero para las que tienen que estar en residencias asistidas o residencias colectivas similares para personas con Alzheimer, que los alojamientos tengan esta cualidad puede contribuir a reducir sus síntomas.

Con sensación de hogar me refiero a habitaciones parecidas a las de una casa: que no sean muy grandes, que tengan una forma regular y que tengan una decoración acogedora en las paredes. A los expertos ya no les quedan dudas sobre que el imperativo territorial de todas las criaturas vivientes, que también está vinculado con la oxitocina, se centra en el «hogar». Por tanto, no resulta sorprendente descubrir que la investigación ha mostrado reducción tanto en la agitación verbal como física en lugares con estas características.

LOS CINCO SENTIDOS

Debemos pretender lograr entornos que estén diseñados para que las personas que viven con el Alzheimer puedan recoger la misma cantidad de información sobre lo que les rodea de lo que vean, oigan, toquen o huelan. Lugares así se comprenden mejor. Todos los seres vivos emplean todos sus sentidos simultáneamente para comprender lo que hay a su alrededor. Si la cocina pretende ser el centro de reunión para un grupo, cuanto más parezca, se sienta, suene y huela como un centro de reunión, más se utilizará como tal. Si se pretende que un jardín se utilice con frecuencia, necesita resultar atractivo, verse bien a través de una ventana y ser fácilmente accesible a través de una puerta que se habrá sin problemas y que no esté cerrada con llave. Cuantas más flores tengan las plantas y más fragantes sean, más se sentirá como un jardín. Cada uno de nosotros desarrolla de forma natural unas estrategias de copia e imitación que triangulan nuestra conciencia sensorial para compensar una vista u oído reducidos u otra pérdida de algún sentido que vayamos sufriendo con la edad. Las investigaciones muestran que en los lugares en los que las personas tienen múltiples pistas sensoriales para comprender el entorno en el que viven, la agitación verbal y los síntomas psicóticos se reducen.

INDEPENDENCIA Y REAFIRMACIÓN PERSONAL

Hay que diseñar lugares que permitan a las personas que viven con el Alzheimer hacer cosas por y para sí mismas en la medida de lo posible. Así se fomenta su independencia. Por ejemplo, caminar es más fácil cuando hay unas simples y discretas barandillas para apoyarse incorporadas en el lugar destinado para ello. Y cuanto menos destaquen, mejor: si la barandilla se parece a una moldura, mejor que si es una fría barra de aluminio.

Las puertas de los baños tienen que verse bien y tener un cartel claramente comprensible. Los sanitarios deben ser lo suficientemente altos para que puedan sentarse y levantarse sin problemas incluso las personas con las piernas débiles, lo que asegura un uso de los mismos más frecuente y más independiente. Los jardines seguros, con puertas que permiten mirar las vistas a través de ellas, también animan a hacer de ellos un uso independiente. Nuestras mentes nos proporcionan de forma natural una consciencia de cómo nuestros cuerpos se relacionan con el entorno, un proceso denominado propiocepción, y mantienen un sentido del control sobre nuestro entorno que lleva a una mayor sensación de reafirmación de uno mismo.

En resumen, vivan donde vivan usted y el enfermo de Alzheimer, si en ese lugar se dan estas ocho características, se dará cuenta de que un entorno físico diseñado específicamente tiene una profunda influencia en cómo las personas que viven con el Alzheimer se sienten, se comportan e interactúan.

EL CEREBRO Y EL ENTORNO ESPECIALMENTE DISEÑADO

Estas ocho características de diseño se han identificado tras más de dos décadas de trabajo de varios investigadores dedicados a intentar comprender cómo las necesidades de las personas que viven con el Alzheimer pueden satisfacerse de mejor forma a través del diseño. Esos investigadores son: M. Powell Lawton, Maggie Calkins, Uriel Cohen, y Gerald Weisman. Mi objetivo al intentar entender por qué esos elementos de diseño tienen los efectos que parece que tienen, es intentar vincularlos con la capacidad de crear un mapa cognitivo, con la orientación y con la memoria, tres atributos cerebrales que preocupan actualmente a los neurocientíficos, y con dos conceptos más amplios: los mapas naturales y los estimuladores de la memoria.

La creación de un mapa cognitivo es el proceso mental de nuestros cerebros que nos permite recordar rutas que conectan lugares entre los que viajamos. Cuanto más descubrimos sobre esta actividad cognitiva, nos damos más cuenta de que el factor fundamental para que la creación de un mapa cognitivo sea fácil es la existencia de indicadores por los que podamos guiarnos. Teniendo en cuenta que la capacidad del cerebro para desarrollar un mapa cognitivo a corto plazo se ve afectada cada vez más según va avanzando el Alzheimer, cuantas más pistas integradas en el diseño pueda proporcionar el entorno para indicar dónde está una persona, mayor tiempo podrá moverse la persona por ese lugar de forma independiente.

La orientación es el acto físico y mental de moverse por un entorno: encontrar el camino al baño por la noche desde nuestra cama, ir de casa a la tienda o poder cruzar un lugar nuevo cuando estamos de vacaciones. La orientación es, para la mayoría de las personas, un proceso inconsciente que utiliza el aprendizaje procedimental de recuerdos como núcleo fundamental del proceso. En otras palabras, si siempre hacemos la misma ruta una y otra vez, se convierte en algo que nos sabemos de memoria. Ocurre lo mismo con las personas con Alzheimer, de forma que cuanto más claro y dominante resulte un camino y cuantas más pistas multisensoriales lo indiquen, más fácil será orientarse.

Los neurocientíficos y los psicólogos cognitivos cada vez centran más sus estudios en la memoria. Los recuerdos no son como objetos que guardamos en uno de los armarios de la cocina. No existen de una forma completa en alguna parte del cerebro donde los colocamos para recuperarlos más tarde. Más bien algunos atributos de las experiencias se colocan en diferentes partes del cerebro: las caras en una parte, los colores en otra, las emociones relacionadas con la experiencia en otra. Y los recuerdos no se recuperan localizando una experiencia en su totalidad en un armario de la mente y sacándolo para traerlo a la consciencia, sino más bien reconstruyendo la experiencia a partir de muchos sitios en los que hemos almacenado diferentes elementos. La recuperación es como gritarle a Scotty de *Star Trek*: «¡Teletranspórtame, Scotty!» y después ver cómo los recuerdos aparecen como lo hacen el capitán Kirk y su tripulación: reconstruidos de nuevo milagrosamente con su forma de personas completas.

Los entornos cuyo mapa surge de forma natural resultan obvios. Una persona que se encuentra en un lugar así no necesita crear su propio mapa para encontrar el camino. Donald A. Norman desarrolló este concepto para identificar por qué ciertos objetos son fáciles de usar, como por ejemplo un asiento de coche infantil con la forma de un asiento de coche normal, y otros nos resultan extremadamente difíciles de dominar, por ejemplo los reproductores de DVD, en los que siempre parece imposible encontrar la función fecha y hora. Para las personas que viven con el Alzheimer, cuanto más fácil sea comprender y utilizar el entorno, más independientes y reafirmadas se sentirán. Las residencias y los jardines con un mapa natural, con indicadores visibles que muestren el destino y los lugares de giro, les dan la oportunidad de encontrar el camino solos. Aunque el deambular sin rumbo se considera un «síntoma» del Alzheimer, es más bien fruto de la tendencia natural que tenemos todos a explorar, a buscar y a encontrar un fin. En un lugar que no tiene una distribución clara, las personas que viven con el Alzheimer *deambulan*. En un entorno con un camino marcado de forma natural, estas personas *caminan con rumbo*.

Los entornos físicos que estimulan los recuerdos les dan pie a las personas que viven con el Alzheimer a acceder a recuerdos grabados en su cerebro que sin esas pistas no serían capaces de recuperar. Las pistas pueden ser fotos que les resulten familiares en una pared, por ejemplo fotos del mar o de calles de ciudades que le recuerden a las personas los lugares en los que han pasado parte de sus vidas, «cajas de la memoria» con recuerdos de su vida y sus logros, o fotos de los hijos y los nietos. También pueden ser algún mueble que tenía la persona en su casa o en algún tipo de residencia.

Tanto los mapas naturales como los estimuladores de la memoria ayudan a los residentes a saber cuáles son las conductas apropiadas en las estancias comunes o cuando comparten el lugar con otras personas. En una sala de estar, comedor o una cocina, el lenguaje sin palabras de la decoración hace que los comportamientos sociales apropiados que se esperan de ellos ahí les resulten evidentes; eso es el mapa natural de la habitación. Y la decoración también sirve para estimular sus recuerdos en el sentido de que les recuerda las conductas adecuadas que tienen almacenadas en sus cerebros, por ejemplo pedir un té o un café cuando llegan a la cocina, hablar con los demás en la sala de estar o sentarse para comer en el comedor.

El Alzheimer es tratable, y el mejor tratamiento es aquel que logra un buen equilibrio entre las soluciones farmacológicas y las no farmacológicas. Y entre los tratamientos no farmacológicos se incluyen una gestión y planificación cuidadosas tanto del entorno social como del físico.

¿Cómo se aplican los principios de la neurociencia al diseño real de lugares de tratamiento en los que las personas que viven con el Alzheimer y sus familias y amigos se sientan a gusto? Voy poner un ejemplo a continuación de un caso que describe la aplicación de estos principios en una residencia asistida (aunque también podría fácilmente aplicarse a una casa familiar).

Esta residencia, situada en el rehabilitado hospital de Choate en Woburn, Massachusetts, a unos veinte minutos al norte de Boston, puede alojar a veintiséis personas y tiene personal veinticuatro horas. Esto significa que siempre hay alguien despierto y dispuesto a ayudar en cualquier cosa, hasta la más insignificante, sea de día o de noche. Algunas personas solo pasan el día en el centro y se van a su casa por la noche. Otros viven allí permanentemente. Toda la residencia está en una sola planta, que está asegurada con cerraduras magnéticas que únicamente se desactivan introduciendo un código en las consolas; así solamente las personas que conocen el código pueden abrir las puertas o, en casos de emergencia, las puertas se abren automáticamente cuando salta la alarma de incendios. Las puertas de entrada desde el exterior y las que se utilizan solo para las emergencias no tienen ventanas por las que se vea el exterior y que pudieran tentar a los residentes a querer salir, y son del mismo color que las paredes adyacentes. Pero la puerta del jardín y las paredes adyacentes sí que tienen unos llamativos ventanales que atraen a los residentes hacia ese lugar seguro. Rodeando el jardín hay una alta valla decorativa que lo hace completamente seguro. Las tablas de la valla están pegadas la una a la otra, lo que bloquea cualquier visión del exterior para reducir la agitación que podrían provocar las actividades que ocurren más allá, que es posible que llamaran la atención de los residentes y tal vez les produjeran frustración.

En el interior, un solo corredor recto conecta un extremo de la residencia con el otro. Así, vayan donde vayan, los residentes siempre tienen un destino a la vista. Elementos colgados en las paredes cada poca distancia hacen que el camino que se recorre sea interesante y sirva para orientarse. Entre esos elementos hay fotografías de animales, niños, paisajes marítimos, coches antiguos y flores que los mismos residentes han seleccionado y, por lo tanto, que evidentemente comprenden. También pueden encontrar cajas del recuerdo con objetos de sus vidas o tablones decorados con anuncios de acontecimientos, los nombres del personal o fotos de algún residente. En un extremo del corredor interior hay una chimenea y una sala de estar con una televisión donde se reúnen los residentes y se organizan actividades con grupos reducidos. Casi en el otro extremo hay una sala común con un suelo de azulejos fácil de limpiar donde los residentes se dedican a pintar o alguna otra actividad. Más o menos a la mitad se pasa ante un gran comedor y la cocina de la residencia, separados por un muro que acaba a media altura para que todo el mundo pueda ver lo que ocurre al pasar.

Cada una de las salas comunes está decorada de una manera diferente para estimular un estado de ánimo único en las mentes de los residentes. La sala de estar tiene cortinas blancas y vaporosas, está enmoquetada y tiene una moldura decorativa cerca del techo. La cocina-comedor tiene ventanas a un lado, sillas y mesas para comer y un suelo de azulejos que imitan a la madera; en la parte de la cocina hay armarios de madera y la barra donde se sirve el desayuno. La sala común con suelo de azulejos que hay justo antes del porche y el jardín tiene muebles ligeros y manejables que se pueden mover con facilidad para que tengan varios usos. Aunque no todos los residentes recuerden los atributos precisos de cada habitación, su amígdala que aún funciona les permitirá recordar la «sensación» de cada una de ellas y así irán desarrollando gradualmente patrones sobre el uso apropiado de cada estancia.

Los dormitorios les proporcionan a los residentes la oportunidad de tener privacidad y personalización, ya que allí se encuentran rodeados por sus muebles y recuerdos. Todos los dormitorios excepto seis tienen su propio baño, y los tres apartamentos de dos dormitorios tienen cada uno un baño que utilizan dos residentes. Todo el mundo puede tener sus propios muebles, objetos colgados en la pared y otro tipo de decoración, todo ello elementos que mejoran su memoria y reducen la agitación.

Un amplio porche exterior unido a la sala común da acceso y mira hacia el amplio jardín. Está cerrado y hay espacio para poner sillas. De esta forma, aunque en Nueva Inglaterra hace bastante frío en invierno, los residentes pueden sentarse ahí y mirar el jardín. Una leve rampa lleva desde el porche a un jardín completamente cerrado y seguro que está medio nivel por debajo. El jardín y el paisajismo están cuidadosamente diseñados y decorados, igual que la residencia, según los principios de orientación basados en la experiencia, gracias al trabajo del investigador y diseñador Kevin Lynch. Hay un camino claro para pasear por el jardín flanqueado por macetas para plantar, bancos e indicadores para ayudar a los residentes a orientarse.

Todas las salas comunes, así como los dormitorios, están pensados para que den una sensación acogedora. Los techos son bajos, los muebles son de estilo práctico y cómodo y las únicas cenefas decorativas de las paredes están cerca del techo y reflejan la utilidad que tiene cada habitación. Todos los que viven, trabajan o visitan el lugar acaban conociéndose, formando una comunidad. Y como hay tanta gente en la residencia, el sentimiento de comunidad está muy presente. Veintiséis residentes en total, veintiséis efectivos de personal las veinticuatro horas, cincuenta familiares los fines de semana y una docena de profesionales externos (médicos, etc.) hacen que esta sea una comunidad muy animada de más de un centenar de personas. Algunos expertos recomiendan que las residencias tengan entre siete y diez personas como máximo, pero eso puede desembocar en el aburrimiento, el estrés y el agotamiento del personal, con solo una o dos personas intentando que la residencia se mantenga viva y activa todo el día. Como el aburrimiento puede llevar a la agitación e incluso a la agresividad, creo que un tamaño mínimo de aproximadamente veinticinco residentes es lo deseable para cualquier institución de tratamiento.

Con una construcción y un mobiliario que hacen que el interior de la residencia no tenga peligros, y la seguridad en cuanto al exterior gracias a las puertas magnéticas y las vallas, los residentes pueden ser tan independientes como se lo permita su capacidad física. Los miembros del personal, sabiendo siempre que nadie puede acabar herido o perdido, pueden relajarse e interactuar de forma positiva con los residentes porque no sienten la necesidad de estar constantemente evitando que los residentes hagan lo que quieran. Hay una atmósfera de apoyo mutuo. Una barandilla de apoyo a lo largo de las paredes del pasillo permite a los enfermos que caminan inseguros poder ir adonde quieran sin ayuda.

La residencia está pensada para que no haya sonidos o visiones extrañas u otros estímulos sensoriales confusos. Los muebles son sencillos; la vegetación del jardín es la misma que en muchos exteriores de residencias; las fotos de las paredes son imágenes calmantes y familiares. No hay sistema de altavoces para hacer anuncios públicos que podrían confundir a los residentes con mensajes aleatorios, ni tampoco suelos estrafalarios o brillantes y encerados hasta el máximo para cumplir con la legislación sobre limpieza como se suelen encontrar en las instituciones que se ocupan de los cuidados durante periodos de tiempo prolongados. La radio y la televisión no están encendidas todo el día: se escogen los programas o se reproducen DVD, cintas de vídeo o de audio que incluyan programas o canciones que les resulten familiares a los residentes.

Si se diseña o elige cuidadosamente el entorno físico en el que va a vivir una persona con Alzheimer teniendo en cuenta estos principios, la vida del enfermo y la del cuidador resultarán mucho más fáciles. La persona que vive con el Alzheimer estará como en su casa y mantendrá todo el control que su edad y su condición le permitan. Se sentirá capaz, reafirmado personalmente y mostrará un menor grado de las cuatro aes del Alzheimer: menos agitación, ansiedad, agresividad y apatía. El diseño y planificación de las residencias para personas que viven con el Alzheimer (su arquitectura, los interiores, el paisajismo) puede mejorar la memoria de los residentes y su capacidad para funcionar de forma independiente. Al acceder a partes de los cerebros de las personas que aún funcionan correctamente y aliviar el estrés de las partes que sí están afectadas por la enfermedad, estos lugares constituyen un gran apoyo para las personas que viven allí.

7

CONSTRUIR UNA NUEVA RELACIÓN

Las cinco reglas para la comunicación y las siete reglas para la construcción de una relación

> *Brenda, por su parte, pudo agarrarse a Duncan; mantuvo una relación viva con él y murió arropada por la seguridad de esa relación.*
>
> TOM KITWOOD

INDEPENDIENTEMENTE de la edad o de que se sufra o no una enfermedad, todos necesitamos relaciones y apoyo social para permanecer tan sanos como podamos. El estudio «Envejecer bien» (*Successful Aging*, en inglés) de Rowe y Kahn para la MacArthur Foundation demostró que las personas mayores con mejor salud eran las que tenían muchos amigos y contacto cercano con sus familiares, participaban con frecuencia en actividades colectivas y mantenían otro tipo de vínculos sociales en sus vidas. Las relaciones y los apoyos sociales también son necesarios para que las personas que viven con el Alzheimer tengan una buena calidad de vida.

Las relaciones sociales pueden ser un tratamiento para reducir los síntomas del Alzheimer. Un médico o un trabajador social que prescribiera una «receta de relaciones sociales» tendría que aconsejarle al cuidador del enfermo que utilice palabras especialmente emotivas y un lenguaje corporal expresivo, que identifique las cosas que puede hacer para despertar los recuerdos inherentes de la persona y que cree una rutina que llene el día del enfermo de actividades significativas. Si hacer esto consume todo el tiempo del cuidador, no hace falta que lo siga a rajatabla; aplicar una receta como esta de forma moderada también servirá para traer inmensos beneficios.

La comunicación empieza con la mutua comprensión. Cualquier cuidador que tenga relación con una persona que vive con el Alzheimer (cónyuge, cuidador a sueldo, amigo, profesional médico, trabajador social o miembro de la familia) necesita comprender el significado de la comunicación propia y la de la otra persona dentro del contexto de lo que sabemos que le ocurre al cerebro durante el progreso de la enfermedad de Alzheimer. Al principio es posible que únicamente surjan algunas dificultades con las palabras y los conceptos, pero más adelante la persona puede parecer incoherente. Para desarrollar y mantener una relación durante el Alzheimer, los cuidadores necesitan tener siempre presente que, diga lo que diga, la persona con Alzheimer no percibe que lo que dice no tiene sentido. Sea lo que sea lo que oigan los demás, lo que la persona oye internamente tiene sentido.

Mi colega y amigo Paul Robertson, fundador y antiguo primer violinista del mundialmente conocido cuarteto Medici, me enseñó una expresión musical para este estado mental. En un programa de representaciones que desarrollamos llamado Swansongs [6], él hizo una demostración de lo que es el sentido interno en contraposición con la falta de comprensión externa. Primero tocó de una forma muy dulce una pieza famosísima de Mozart: *Brilla, brilla, estrellita*. Todas las personas del público conocían la melodía y se sentían cómodos con su estructura y con su forma de tocar. Entonces Paul cambió la afinación de una cuerda de un impresionante violín veneciano Montagnana de 1726, utilizando una técnica denominada *scordatura* (palabra italiana que significa «desafinar»), y volvió a tocar la misma pieza. Pero esta vez exactamente los mismos movimientos del arco del instrumento produjeron una melodía diferente y, en opinión del que escuchaba, «distorsionada». Aunque podía reconocerse la melodía original entre el conjunto discordante de notas, también era obvio que había

---

[6] Literalmente, «Cantos de cisne». (*N. de la T.*)

algo que no estaba bien. En este ejemplo, el cerebro de la persona que vive con el Alzheimer es el violín; sabe que está tocando *Brilla, brilla, estrellita*, pero no estará oyendo las notas discordantes. La persona que lo escucha puede elegir: llamar la atención del violinista (la persona que vive con el Alzheimer) y decirle que está tocando muy mal o intentar identificar la música que el violinista pretendía tocar y responder de forma apropiada. Hay un término para ese tipo de respuestas: comunicación fática. Las frases, las expresiones o los sonidos fáticos se utilizan en las conversaciones diarias para expresar amistad, receptividad o cariño más que para trasmitir información. ¿A cuántos de nosotros nos interesan de verdad los detalles del estado de una persona cuando preguntamos «¿cómo estás?» o algo similar? ¿Y quién quiere realmente una respuesta por parte de la otra persona cuándo le dice: «¿Qué tal por ahí?». Al tener contacto social con los demás solemos conversar sobre el tiempo, los deportes, los viejos amigos… La comunicación fática reconoce la presencia de la otra persona y crea una conexión sin tener que dar una larga respuesta. El término, acuñado por el antropólogo Bronislaw Malinowski a principios del siglo XX, tiene la misma raíz que la palabra «afasia», la pérdida de la capacidad de comprender el lenguaje, un problema al que algunos enfermos de Alzheimer tienen que enfrentarse. La conversación fática es una excelente forma de comunicarse con las personas que viven con el Alzheimer que aún permanecen en contacto con lo que sienten, que aprecian tener contacto con los demás y que siguen comprendiendo lo que quieren decir, aunque les cueste encontrar las palabras para decirlo.

LAS CINCO REGLAS DE LA COMUNICACIÓN

Escuchar y responder a la «realidad» de la otra persona. Al principio del progreso de la enfermedad puede que no haya una gran diferencia entre las realidades del cuidador y del enfermo. Tal vez solo una mayor dificultad por parte de la persona con Alzheimer de juntar todas las piezas de la «realidad» con tanta rapidez y seguridad como antes. Puede que la persona sepa que es fin de semana, pero no tiene una imagen clara de cómo pasó el fin de semana anterior o de qué va a hacer el fin de semana siguiente (algo que una persona sin la enfermedad utilizaría para «apoyar» su imagen de lo que significa «fin de semana»).

Pero más avanzado el progreso del Alzheimer, las diferencias entre las definiciones de «realidad» son más pronunciadas. No obstante, es posible que las personas que viven con el Alzheimer no sepan que la persona con la que están hablando tiene una definición diferente de la realidad que la que ellos tienen. Si se levanta en medio de la noche creyendo que es por la mañana, la persona actúa dentro de su realidad de que es por la mañana sin darse cuenta de que la otra persona piensa que es la madrugada. Si cree que un pariente que falleció hace años va a venir para acompañarle en un viaje, esa es su realidad. Si siente que la otra persona le está tratando mal o que hace muchas horas que no come, esa será su realidad. Si los demás intentan que alguien cambie su forma de ver el mundo (tanto si es una persona que vive con el Alzheimer como si no), la reacción que provocarán es fácil de predecir: enfurecimiento, resistencia y retraimiento. Es como si alguien intentara persistentemente convencerle a usted de que es ciudadano de la luna y se negara a dejar de decir eso sin importar lo que usted le contestara para convencerlo de lo contrario. En algún momento su paciencia se agotará y le contestará furioso: ¡Déjame en paz!

Es mucho más considerado y respetuoso comprender y responder a la realidad que exprese el otro, sea la que sea. También reduce la ansiedad y la agresividad y por lo tanto resulta una forma eficaz de tratamiento.

Estas situaciones no resultan tan diferentes de muchas que vivimos en nuestra vida cotidiana. Si un amigo le dice «Hoy es el peor día de mi vida», ¿se le ocurriría contestarle: «No, no lo es. El peor de tus días fue hace dos años, cuando tu padre murió en un accidente de coche»? Ni se le pasaría por la cabeza decir algo como eso porque sabe que no conseguiría más que poner peor a su amigo: más enfadado, más ansioso y más infeliz. Y todo eso por algo que usted ha dicho. Es el mismo efecto que si se intenta corregir la realidad de una persona que vive con el Alzheimer. En ese momento tanto para su amigo como para la persona que vive con el Alzheimer es el peor día de su vida y no hay más que hablar.

Los cuidadores que consiguen responder a los sentimientos que subyacen a lo que dice la persona que vive con el Alzheimer podrán reducir la ansiedad, la agitación y la agresividad.

Ser sincero. Aunque todos somos conscientes de los sentimientos de los demás, las personas que viven con el Alzheimer son tremendamente sensibles a ellos, sobre todo a la hora de detectar si la otra persona está siendo sincera o no. Algunas personas creen que la sinceridad significa expresar cualquier opinión o sentimiento que tengan, y eso incluye decirle a la otra persona que se equivoca cuando ha dicho algo que es claramente falso, por ejemplo si comete un error con el día de la semana en el que está. Pero corregir a una persona cada vez que se ven las cosas de forma diferente no es más sincero que responder a la realidad de la otra persona. Sinceridad significa ser uno mismo. Seguramente la persona que vive con el Alzheimer estará más cómoda (menos ansiosa, agitada y agresiva) cuando la persona con la que se relaciona es directa y es ella misma. Viendo así la sinceridad, una persona puede corregir a otra que cree que es de día cuando aún es de noche expresando su propia realidad («Me parece que todavía es de madrugada»). Esta forma de presentar la verdad es respetuosa y no busca la confrontación. Los otros tienen su verdad y usted la suya.

Otra forma de sinceridad, la sinceridad emocional, también es parte de una relación sana entre la persona que vive con el Alzheimer y los demás. Si alguien está alegre o triste y expresa sus sentimientos, la persona que vive con el Alzheimer responderá adecuadamente. Un enfermo de Alzheimer cuya amígdala funciona bien (como la de la mayoría de estos enfermos) se siente especialmente bien cuando puede expresar un sentimiento, tanto si es preocupación, como empatía, miedo o amor. Si usted le expresa sus sentimientos con sinceridad, ellos le mostrarán lo mismo.

La sinceridad incluye responder con empatía a la definición de la realidad de la otra persona. No falta a la sinceridad alguien que se preocupa por una persona que llora porque la han abandonado, aunque sepa con toda seguridad que no es así y que hay personas que la cuidan con toda dedicación. Esa persona se siente desolada, tal vez porque no puede recordar que alguien ha estado con ella recientemente o porque sabe en el fondo que la enfermedad le está haciendo cada vez más dependiente. No es falso enfrentarse directamente a ese sentimiento. Algunas personas consideran la actitud de seguir la definición de una persona de una situación sin corregir esa realidad una «mentirijilla»; no decirle a alguien que el marido al que espera murió años atrás es tan mentira como no corregir a un ser querido cuando dice que es el peor día de su vida.

Dirigirse siempre a la persona directamente. A nadie le gusta oír que la gente habla de ellos cuando no están delante. En cualquier situación, asegúrese de hablarle directamente a la persona que vive con el Alzheimer. Se hace hincapié en este detalle con humor y cierto patetismo en una maravillosa obra de teatro, más tarde adaptada al cine: *The Gin Game,* de D. L. Coburn[7]. En una escena, dos ancianos (interpretados por Hume Cronyn y su esposa Jessica Tandy en la producción original de 1977) están jugando a las cartas (al *gin rummy,* como dice el título) y hablando de cuánto odian vivir en la residencia.

> Él: Odio que la gente diga: «¿Tene*mos* hambre ahora?», cuando lo que quieren decir es «¿Tiene usted hambre?».
> Ella: Para mí es peor cuando se ponen a hablar de mí en tercera persona con alguien mientras yo estoy sentada allí mismo, por ejemplo cuando una enfermera le pregunta a otra: «¿Te parece que le hace falta un baño?».

---

[7] Película no distribuida en España. *(N. de la T.)*

La persona está ahí. La persona sabe que está ahí. Es necesario que los demás lo reconozcan y lo recuerden siempre. Según va progresando la enfermedad, los demás son cada vez más los guardianes de la integridad personal de la persona. Los que pasan por alto este hecho contribuyen directamente a la ansiedad, la agitación, la agresividad y la apatía. Reconocer a la persona mediante palabras y acciones reduce estos síntomas.

En ocasiones incluso los profesionales hacen esto mal. En un especial de la televisión pública americana llamado *The Forgetting* hay una escena que tiene lugar en la consulta de un médico. El doctor está dándole indicaciones a una pareja de ancianos. La esposa tiene Alzheimer. Durante toda la escena el médico se dirige al marido, ignorando completamente la presencia de la esposa, como si esta no pudiera oír lo que se está diciendo allí, como si no pudiera entenderlo o como si, en definitiva, no estuviera allí. «¿Se levanta su esposa por las noches? ¿Se ha tomado su mujer las pastillas?» El impacto de ser tratada como si no existiera resulta evidente en el lenguaje corporal de la mujer: se va hundiendo progresivamente en una pasividad apática.

No hacer exámenes. Todos los días le preguntamos a los demás diferentes datos o informaciones, a veces porque no sabemos la respuesta, otras porque queremos asegurarnos, y en ocasiones porque queremos poner a prueba los conocimientos de los demás. «¿Te acuerdas del nombre del famoso actor de *Lo que el viento se llevó*?», «¿Con quién cenamos el mes pasado?», «Mira esta foto de nuestra boda. ¿Puedes decirme tú quién es este?». Siempre que se empieza una pregunta por «¿Te acuerdas...?» estamos poniendo a prueba al otro, cosa que sería preferible evitar. En situaciones normales no tiene por qué haber ningún problema con ese tipo de preguntas (aunque cuando uno va envejeciendo, también empieza a tener problemas para recordar ciertas cosas y yo mismo desearía que me las hicieran con menos frecuencia...). Pero cuando se le hacen esas preguntas a una persona con Alzheimer, desde el mismo inicio de la enfermedad, va a sentir que le están haciendo un examen de memoria que seguro que va a suspender. La persona que vive con el Alzheimer desearía ser la misma persona que ha sido siempre y todos querríamos que tuviera el mismo acceso a su memoria que tuvo, los mismos recuerdos y las mismas habilidades. Y por eso, buscando esas antiguas habilidades, creamos situaciones como: «¿Te acuerdas de mí?», puede preguntar un hijo o, señalando a un nieto, decir: «Ya sabes cómo se llama este hombrecito, ¿verdad?». Todas las veces que ponemos a prueba a la persona hacemos que vuelva a ser consciente de que está perdiendo el contacto con la realidad. Reconoce al niño como un familiar al que quiere y sabe que debería saber su hombre, pero no lo recuerda. Cada vez que le ponemos a prueba le recordamos una lista de fracasos y pérdidas. Cada examen aumenta la sensación de incompetencia de la persona.

¿Por qué les ponemos a prueba entonces? Lo hacemos para sentirnos mejor, porque queremos saber que existimos en la mente de esa persona, igual que hemos existido siempre. Queremos que la persona reconozca y disfrute de sus nietos como siempre lo ha hecho. Aunque nos decimos que ponemos a prueba a la persona para que disfrute más del mundo, esas pruebas ponen cada suceso en nuestro contexto, no en el suyo. Cada respuesta «correcta» nos alivia de nuestra aprensión y nuestra culpa por no estar haciendo suficiente por la persona que amamos, pero cada respuesta «equivocada» le hace sentir mal. Podemos hacer algo mejor: evitar examinar a la persona sobre conocimientos a los que no puede acceder de forma inmediata o sobre habilidades relacionadas con la función ejecutiva que ha perdido.

Si lo que queremos fomentar es la relación y el disfrute de la persona, podemos darle las respuestas en vez de hacerle preguntas. Eso conseguirá los mismos resultados, pero reducirá la ansiedad y la agitación. Un hijo puede presentarle a su hijo a la abuela diciendo: «Hola mamá. Este es tu nieto Adam y te gusta mucho cantar con él». Una presentación así le da toda la información que necesita para mostrar una conducta socialmente apropiada, tener acceso a los recuerdos relevantes y para ser la persona que siempre ha sido cuando está con su nieto. Decirle así las cosas le hace sentir capaz y que domina la situación. Este tipo de comunicación es una forma fundamental de tratamiento del Alzheimer. Adam incluso podría llevar una etiqueta con su nombre que dijera: «Soy tu nieto Adam y te quiero».

Nunca decir «no»; cambiar de tema y redirigir en su lugar. Si una persona que vive con el Alzheimer hace algo tonto por error o algo inapropiado o peligroso, probablemente no se estará dando cuenta de lo que hace. Si quiere salir a dar un paseo, puede que no comprenda por qué eso es peligroso para ella. Si quiere encender la cocina para hacer la comida, no pensará que eso es peligroso porque no se le pasará por la cabeza que se puede dejar la cazuela en el fuego u olvidarse de apagar la cocina. No es consciente de los efectos de sus acciones (en estos casos, perderse en un lugar que no conoce o quemar la casa). Por tanto, no entenderá que otra persona le diga que no lo haga. «No» no significa nada para una persona que no comprende por qué no debería hacer algo. Y explicárselo puede que no sea de ayuda. Decirle a alguien que no es consciente de sus dificultades de orientación y que se puede perder por la calle no dará resultado.

En vez de decir: «¡No hagas eso!» es más considerado y más eficaz cambiar de tema para que la persona se centre en alguna otra cosa y entonces sugerir una alternativa más atractiva y más segura. Eso es lo que quiero decir con «cambiar de tema y redirigir». Hay que distraer la atención de la persona de la acción inapropiada a otro asunto (cambiar de tema) y después atraerla hacia una actividad más segura (redirigir). Si quiere ir a dar un paseo por un entorno que no conoce y que puede no ser seguro para ella, y su cuidador no puede ir con ella en ese momento (lo que es siempre la mejor opción), su cuidador tendrá que cambiar de tema haciendo algún comentario sobre el tiempo, por ejemplo, para después redirigirla para que prefiera tomar un té o un café.

Redirigir sutilmente a una persona que está decidida a hacer algo ejerce menos presión que decir no. Si usted después de una fiesta ya va camino de la puerta y alguien le detiene, intenta convencerle para que no se vaya tan pronto y finalmente llega a impedir que se vaya, usted acabará enfadándose. Pero si le detiene alguien preguntándole por las clases de música de su hijo, o un ruido repentino de cazuelas al caerse en la cocina y después una pregunta sobre sus hijos, hay menos probabilidades de que se enfade. Por eso es esencial con las personas que viven con el Alzheimer crear una distracción antes de sugerir una actividad más apropiada o más segura. Cuando comenté este principio ante un grupo en un taller en el encuentro anual de la asociación North Shore Alzheimer's Partnership cerca de Boston, una de las participantes de unos ochenta años me dio un ejemplo genial. Su marido, que tiene Alzheimer, estaba viendo la televisión cuando llegó la hora de irse a la cama. Pero su marido no quería, no importaba lo que le dijera. Así que ella salió, se fue al baño y volvió al salón completamente desnuda: una distracción. Así fue mucho más fácil redirigir a su marido para separarlo de la televisión y llevarlo a la cama.

LAS SIETE REGLAS PARA LA CONSTRUCCIÓN DE UNA RELACIÓN

La comunicación es el material de construcción de las relaciones. Otros materiales son también la comprensión y la aceptación de la otra persona cómo es. Algunos cuidadores reconvienen automáticamente a la persona que vive con el Alzheimer si se comporta de forma extraña. Esta sección no trata de cambiar el comportamiento de la otra persona, sino de cambiar el propio. Describe cómo puede modificar usted su forma de reaccionar para no empeorar las cosas provocando justo las conductas que pretendía evitar.

No sea como una piedra; responda, no reaccione. Woody Widrick, ministro de la Iglesia Unitaria de Carlisle, Massachusetts, daba una vez al año un sermón sobre no ser como una piedra. Decía que si le das una patada a una piedra, esta reacciona y se mueve.

La piedra no piensa, solo va en la dirección de tu patada. Siempre que la gente reacciona ante las situaciones sin pensar, se están comportando como las piedras. Ser una piedra en la relación con las personas que viven con el Alzheimer significa que cuando ellos se enfadan, usted se pone a la defensiva y se enfada también. Cuando repiten cosas porque no recuerdan la respuesta a la pregunta que acaban de hacer, usted se siente frustrado y les dice que no sean pesados. Cuando dicen que van a salir a dar un paseo y usted sabe que si lo hacen se perderán, aunque solo pretendan dar una vuelta a la manzana, usted cierra la puerta con llave para impedirles salir. Cuando se les cae la comida, usted les riñe como si fueran niños. Todas estas extremas reacciones de piedras se dan mucho más a menudo de lo que creemos. Y cuando las tenemos, la persona que vive con el Alzheimer muestra más ansiedad, más agitación, y se corre el riesgo de que se ponga agresiva también (tres de la cuatro aes).

¿Y cómo puede alguien entrenarse para responder en lugar de reaccionar? Se puede empezar introduciendo la propia mente entre las acciones de la otra persona y las reacciones propias. Eso significa poner en funcionamiento el propio hipocampo en vez de esperar que la otra persona utilice el suyo. Recuerde que el hipocampo, el córtex orbitofrontal y el tálamo son las partes del cerebro que evitan que reaccionemos a lo que nos rodea como si no hubiera consecuencias secundarias o terciarias. No empotramos nuestro coche contra cualquiera que se cruza por nuestro carril en la autopista. No gritamos cada vez que oímos que se ha cometido una atrocidad en otro país. En esos casos ponemos a funcionar automáticamente nuestro hipocampo, nuestro córtex orbitofrontal y nuestro tálamo que nos dicen: «Piensa un momento. ¿Quieres tener que pagar los daños de tu coche? ¿Crees que gritando vas a cambiar la situación?». Los niños pequeños suelen reaccionar más que responder; son piedras. Pero cuando nos convertimos en adultos, cada vez respondemos más y reaccionamos menos. Lo que necesitan las personas que viven con el Alzheimer que hagamos en nuestra relación con ellos es dejar de ser piedras y empezar a comportarnos como personas.

Responder también es una forma de tratamiento. Si la persona hace la misma pregunta una y otra vez, algo positivo que podemos hacer es contestar todas las veces que haga falta sin mostrar ninguna emoción, sin impacientarnos. Y algo aún más positivo es darle a la persona una nota con la respuesta escrita de forma clara y con letras grandes y cada vez que vuelva a preguntar lo mismo, recordarle que mire la nota para ver la respuesta. Si la persona con Alzheimer se enfada con usted por algo que usted cree que es imaginario, intente controlarse. Pase lo que pase, no se enfade también. No suba el nivel de tensión. Aunque usted crea que no ha hecho nada de lo que le dice, disculparse y prometer que no lo volverá a hacer hará que se alivie la tensión.

Todo esto son respuestas conscientes ante situaciones difíciles, no reacciones de piedras. Cada respuesta controlada contribuye a reducir la agitación y la agresividad y por tanto es una forma de tratamiento.

Permanecer presente. Esta expresión es como una llamada de atención del budismo zen: preste atención, recuerde, esté alerta, despierte. ¿Y qué significado tiene esto en la relación con una persona que vive con el Alzheimer? ¿Cómo puede ser una forma de tratamiento prestar atención? La respuesta es simple. Debido al aumento de la sensibilidad emocional de la persona que vive con el Alzheimer durante el progreso de la enfermedad, cualquier cosa que haga en su presencia le afectará. Si sonríe o frunce el ceño, si presta atención a lo que dice o está pensando en otra cosa, si habla de algo importante o poco importante... Todo afecta directamente a su relación.

Si usted y un amigo salen para ir a tomar un helado junto con la persona con Alzheimer, es probable que la persona reaccione ante la complejidad de la situación física y social, no a lo que usted haga. Se verá abrumada por el entorno extraño, le resultará difícil elegir, le costará seguir la conversación de dos personas que hablan de cosas que no conoce y se distraerá con la actividad que bulla en la calle, al otro lado del escaparate de la tienda. Mirará por el escaparate, interrumpirá la conversación con observaciones que pueden parecer incongruentes o molestará de alguna otra forma. En esa heladería, si usted no está presente para esa persona, ella no estará presente para usted.

Pero si van a un lugar más fácil y usted centra toda su atención en la persona, ella le devolverá la atención. Su comportamiento le afecta, incluso en el más mínimo detalle. Si usted está centrado en la persona que vive con el Alzheimer, ella estará totalmente con usted. Su mente no se distraerá con otras cosas. Es como si ambos estuvieran en un estado mental zen: no habrá otras cosas flotando en sus mentes. Ya más avanzada la enfermedad, la persona que vive con el Alzheimer ni siquiera pensará en el futuro, que le parecerá cada vez menos real. No pensará en hacer ninguna otra cosa porque usted está ahí y es parte de lo que está haciendo. Usted es importante.

Lo que usted haga en la relación inmediata de tú a tú define la situación para la persona con Alzheimer. Si usted está presente para ella durante toda la interacción, la persona también lo estará. Si su mente está en otra parte, la de la persona también.

Estar presente en una situación también significa estar pendiente de la persona en sí, sensible a cada expresión y consciente de que cualquier detalle de su comportamiento mejora la posibilidad de que usted sea capaz de responder en vez de reaccionar ante lo que la persona haga. También significa que es menos probable que usted haga algo sin pensar que pueda disgustarla o sobresaltarla, o que haga una pregunta que no pueda contestar. De la misma forma que los enamorados están pendientes el uno del otro, estar pendiente de la persona que vive con el Alzheimer expresa ternura, cariño y amor. La persona, al sentir estas emociones, se relaja y muestra menos agitación, ansiedad y agresividad. ¡De nuevo una forma de tratamiento!

Hacer lo menos posible para ayudar a la persona a conseguir lo que quiere (pero no dejar nada necesario sin hacer). Cuantas más cosas hagamos por alguien, menos hará él por sí mismo.

Cuanto más ayudemos a nuestros niños con sus tareas escolares, más dependientes de nosotros se volverán y menos aprenderán. Cuanto más hagamos por nuestros amigos que se encuentran con un problema emocional, más dependerán de nosotros y menos aprenderán sobre cómo salir de ese problema la próxima vez. Este tipo de indefensión aprendida también se da con las personas que viven con el Alzheimer.

Las personas con Alzheimer van necesitando cada vez más ayuda para vestirse, lavarse, comer, arreglarse, caminar, etc. Según van pasando las fases de la enfermedad, la necesidad de ayuda es mayor. Al inicio puede que baste con un mínimo recordatorio. Un poco después con una lista de instrucciones escritas. Y finalmente necesitarán que se les eche una mano. Los cuidadores, con la intención de hacer lo mejor para el enfermo, suelen decirle: «Deja que lo haga yo». ¡No lo hagan! Rellenen sus lagunas. Organicen los pasos, pero dejen que sea la persona la que los lleve a cabo. Hagan solo lo que sea estrictamente necesario. Cuanto más hagan por la persona, más rápido aprenderá que mostrarse indefensa es la mejor actitud. Y cuanto menos hagan ellos y más usted, más fácil será que se vayan dejando llevar hacia la apatía.

Por el contrario, cuanto más tiempo sea autosuficiente la persona que vive con el Alzheimer, es decir, más partes de la tarea compleja sea capaz de completar por sí misma, más realizada se sentirá. La realización trae más realización en otras actividades cotidianas, así como en retos más complejos. Como recuerda el dicho popular: «Lo que no se usa, se echa a perder». Y eso es especialmente cierto con las personas que viven con el Alzheimer. Cuantas más actividades de la vida diaria hagan solas, más realizadas se sentirán. Y cuanto más controlen el resultado de sus acciones, más les durarán las habilidades a lo largo de su enfermedad.

Utilizar todos los sentidos. No hable mucho. Si cuando alguien tiene resaca demasiada cháchara puede provocarle dolor de cabeza, también a una persona con Alzheimer le puede dar jaqueca escuchar demasiadas palabras, y no porque haya bebido demasiado la noche anterior, sino porque las áreas de Wernicke y de Broca, los centros cerebrales del lenguaje, no le funcionan correctamente. Por eso le resulta más difícil prestar atención a las palabras. Pero todavía puede utilizar todos sus sentidos para hacerse una imagen relativamente coherente de la situación en la que se encuentra. Aunque las palabras «ya está la cena» no tengan sentido para ella, las pistas no verbales relacionadas con los demás sentidos pueden trasmitirle que es la hora de cenar: el olor del pollo en el horno, la sensación del vapor de la cocción de las patatas en la habitación, el sonido de los platos y los cubiertos al poner la mesa, el notar que hay actividad en la cocina, que alguien le diga que se cambie para cenar o una cucharada de sopa que se le da para que «pruebe». No oculte estos olores y sabores; amplifíquelos.

Un abrazo, una palmadita en la espalda o un beso siempre trasmiten el amor y el afecto mejor que las palabras. Si quiere ir a dar un paseo, póngase la chaqueta usted primero y luego saque la de la persona que vive con el Alzheimer antes de sugerir que den un paseo. Utilice el oído, la vista, el gusto, el olfato, los abrazos, el contacto con las manos y con diferentes texturas y las sensaciones de frío o calor para comunicarse. Si todo eso no funciona, entonces recurra a las palabras.

Encontrar la habilidad especial de la persona. A pesar de que envejecemos (con o sin Alzheimer), retenemos ciertas habilidades motoras generales o específicas que asociamos con lo que somos, que nos hacen únicos. Yo, por ejemplo, suelo hacer garabatos; cuando no tengo nada que hacer con las manos o estoy escuchando una conferencia en la que tengo ocupado el cerebro pero no los dedos, me dedico a dibujar líneas abstractas que expresan mi estado de ánimo o la situación en la que me encuentro. Lo he hecho durante años y espero seguir haciéndolo muchos más, independientemente de la edad que tenga. He ido guardando mis garabatos todos estos años y los conservo dentro en un álbum. Cuando sea viejo los reconoceré y seguro que me sentiré intrigado por ellos.

Todo el mundo tiene una habilidad o costumbre especial única. Con «habilidad especial» me refiero a cualquier tipo de expresión de lo que tenemos en nuestro interior. Estas habilidades pueden ser hacer punto, tocar el piano, leer en voz alta para otros, pintar o trabajar en el ordenador. Cada persona tiene la suya. Encontrar esas habilidades únicas y ponerlas en práctica en actividades compartidas despierta esa parte de la persona que le relaja y le permite tranquilizarse.

Para Mary Spencer de ochenta y cuatro años y residente en Gillette, Wyoming, esta costumbre especial es jugar a los bolos. Cuando Mary juega a los bolos no tiene que pensar cómo coger la bola con tres dedos, cómo echar atrás el brazo para conseguir impulso, ni cómo tirar para derribar bolos. Ya sabe cómo hacerlo. Esta compleja secuencia que va desde coger la bola al momento de celebrar un *strike* cuando los bolos caen es algo natural para ella. Los largos años de práctica han grabado en la memoria procedimental de su cerebro y en su cuerpo el proceso que Mary necesita para jugar como la experta que es. Cuando juega no se siente confusa porque encaja y disfruta. No hay Alzheimer en la calle de la bolera. Como contaba un periódico local:

Mary Spencer da unos pasitos vacilantes hacia la línea de lanzamiento. Lleva en sus manos de huesos delicados como los cartílagos del ala de un pájaro una bola de bolos naranja. Todavía a unos cuantos centímetros de la línea levanta la cabeza y mira la calle y los bolos colocados. Da un paso hacia la izquierda y se alinea.

La bola empieza a dibujar un arco hacia el canal lateral, roza peligrosamente el precipicio a punto de caer, pero sigue trazando el arco hasta su objetivo: el bolo central. Nueve caen con un repiqueteo de madera y suena una fanfarria en la pista de la bolera de Camel Lanes.

—¡Guau…! —dejan escapar algunas de sus compañeras de equipo [...].

Spencer consigue que todo el mundo vuelva la cabeza para mirarla cuando tira.

Los que la miran no saben que lleva medio siglo jugando a los bolos. Ni que heredó su piel aceitunada de su madre, una princesa de pura sangre iroquesa llamada Princesa Aguaclara. Ni que trabajó en una fábrica instalando el cableado de las cabinas de mando de los aviones Lockheed durante la Segunda Guerra Mundial (mangas remangadas sobre brazos musculosos y todo) mientras su marido servía en el ejército.

Y por la forma en que juega, probablemente nadie adivinaría que tiene Alzheimer en fase dos.

[…]

Vuelve desde la calle con un *strike* en su haber; está haciendo una buena partida. Spencer se levanta de la mesa y se dirige hacia donde están las bolas. Coge una toalla de mano verde y frota la bola, solo la parte que hay junto a los agujeros para los dedos. Es un ritual que realiza cada vez […].

Incluso a sus ochenta y cuatro es mucho mejor jugadora que la mayoría de las mujeres del equipo. Ese toque de la bola está tan arraigado en sus articulaciones y sus tendones, además de en lo más profundo de su memoria, que aunque todo lo demás empieza a difuminarse, incluso los nombres y las caras de los que están más cerca de ella, su manera de jugar a los bolos mantiene la misma precisión de siempre.

EL PRINCIPIO DEL «YO» EN EL «NOSOTROS»

Buda solía decirle a sus discípulos: «Nuestras acciones son nuestras únicas posesiones». O dicho de otra forma: todo lo que hacemos es parte de nuestra definición de quiénes somos. Como muy pocas personas con Alzheimer pueden mantener un trabajo o cualquier tipo de posición prominente a partir de la que puedan desarrollar una imagen fuerte de sí mismos y una definición personal, cuanto más hagan los demás para ayudarles a conseguirlo, mejor será su sensación sobre sí mismos.

El estudio del crecimiento espiritual en multitud de circunstancias nos enseña que una parte importante de nuestra búsqueda espiritual y crecimiento personal se basa en la comprensión de quiénes somos dentro de un todo colectivo mayor (el «yo» dentro del «nosotros») y cómo están conectadas ambas cosas.

Ese mensaje me llegó de una forma muy directa a través de mi hija Isabelle, que ha trabajado de forma intermitente durante varios años como directora de la programación de actividades en uno de los programas de la residencia asistida Hearthstone para las personas que viven con el Alzheimer. Un día llegó a casa y me dijo que la imposibilidad de encontrar un globo le había enseñado una lección fundamental sobre comunicación. Le pregunté qué había pasado. Me explicó que los residentes jugaban a veces a un juego que llamaban «Pasar el globo»; sentados en círculo, tenían que pasarse entre ellos un globo hinchado dándole solo un toquecito. Ese juego requiere tanto de agudeza visual como de ciertas habilidades motoras y físicas. Pero ese día no habían podido encontrar un globo, así que Isabelle cogió una gran pelota de playa que normalmente usaban en el jardín para jugar. Entonces se dieron unos cambios mayores de los que esperaba. Decidieron que en vez de darle un «toquecito», las personas que jugaran tendrían que atrapar la pelota. Cuando conseguían cogerla, Isabelle les felicitaba diciendo *su nombre* seguido de un «¡Muy bien!» y daba *el nombre* de otra persona para sugerir que le pasaran la pelota. En vez del «toquecito» cuando el globo se acercaba, impersonal y sin nombres, el nuevo juego incluí un «atrapar y lanzar» personal en el que se utilizaban los nombres. Isabelle me dijo que todo el mundo se había mostrado más implicado en el juego porque oían su nombre y también el de las otras personas del círculo y podían reconocerlas. El juego pasó de ser simplemente hacer moverse un globo en el aire a un juego nuevo en el que cada persona, interpelada directamente por el nombre, pasaba a propósito la pelota a otra persona que también tenía un nombre. Al haber elegido un objeto que las personas tenían que coger y volver a lanzar a otra persona intencionadamente, Isabelle había descubierto un principio humano básico de la espiritualidad, uno que además sirve de inmensa ayuda en el tratamiento del Alzheimer.

Cualquier reunión o acontecimiento social puede incluir estos dos elementos. Si la gente se sienta alrededor de la mesa a cenar, la persona que da la cena puede dirigirse a todos por su nombre o su parentesco («Hola Maisie» u «Hola mamá») e introducir los nombres de los vecinos de mesa en la conversación («¿Qué tal ha sido sentarse al lado de Karin esta noche?» o «¿Quieres sentarte al lado de tu nieto Evan?»). El principio del «yo» dentro del «nosotros» puede aplicarse a cualquier relación.

SEGUIR EL RITMO DEL DÍA

Una persona que vive con el Alzheimer que disfruta estando activa y haciendo cosas puede tener dificultades para planear una secuencia de tareas para mantenerse ocupada durante todo el día. Establecer un ritmo diario de cosas que hacer que entretengan su mente, su cuerpo y su espíritu le ayudará a llevar una vida más normal.

Es posible que las características del ritmo del día sean inherentes al cerebro o que hayan quedado grabadas por una vida entera de rutinas. Nuestros cerebros tienen un nivel más alto del neurotransmisor acetilcolina por las mañanas al despertarnos, y por eso tenemos más energía que cuando nos vamos a dormir al final del día. Normalmente se nos despierta el hambre tres veces al día (aunque puede que esto sea más cultural que inherente). Las comidas normalmente van precedidas de una preparación y seguidas de la limpieza. Planear con antelación y comprar los elementos necesarios es una parte «a largo plazo» de la preparación de la comida. En nuestras vidas cotidianas tenemos contacto social con otras personas: familia, amigos, las personas con las que tenemos interacciones comerciales e incluso extraños. Algunas de las cosas que hacemos requieren que nos impliquemos activamente, que participemos, mientras que otras solo necesitan una actitud pasiva por nuestra parte, es decir, que miremos y disfrutemos. Algunas cosas las hacemos para relajarnos y otras para ejercitarnos. Algunas actividades ponen en marcha nuestras capacidades estéticas; otras las espirituales. El ritmo normal del día tiene unas horas más activas y otras menos. Y por la noche estamos cansados y nos vamos a dormir.

Cuanto más refleje naturalmente la regularidad de un día normal, a la vez que su complejidad, el día de una persona con Alzheimer, será más fácil conseguir que se implique, mantener su atención y reducir su ansiedad, agitación, agresividad y apatía. En otras palabras: cuanto más natural sea el día, más resultará ese día un tratamiento para la enfermedad.

8

Cómo apreciar la nueva relación

Aceptar los cambios que afectan a un ser querido con la enfermedad de Alzheimer

> *Mi recuerdo de aquello podría surgir de la dificultad a la que ahora me enfrento al escribir sobre cómo era antes Iris. ¿Será porque solamente pienso en ella como es ahora, aunque para mí siempre ha sido la misma?*
>
> JOHN BAYLEY

SIEMPRE que un cambio importante trastoca una relación (una discapacidad o el paso de una fase a otra de la vida), todos los que están implicados en esa relación tienen que construir una nueva con la persona que ha sufrido el cambio si quieren que la relación continúe y florezca. Este también es el caso cuando hace su aparición el Alzheimer. En ese punto, los cuidadores tienen ante sí la elección de construir una nueva relación dinámica con la persona que vive con el Alzheimer o no. Muchas personas prefieren la segunda opción.

En una relación paterno-filial sana, cada vez que una persona realiza un cambio vital importante, ambas partes tienen que desarrollar una nueva relación. Yo he ido desarrollando nuevas relaciones con mis hijos cuando pasaron de ser niños dependientes a adolescentes y después a adultos. En cierto sentido siguen siendo mis niños, pero en otros se han convertido en adultos con los que tengo que relacionarme como mis iguales. En alguna ocasión este cambio en la relación me vino forzado; todos mis hijos insistieron con vehemencia, más con sus acciones que con sus palabras, para que yo fuera diferente dentro de nuestra relación. Ellos cambiaron y yo cambié con ellos. Tales variaciones en las relaciones según va avanzando la vida de las dos partes son transformaciones por la que pasamos todos. El niño se convierte en adulto y yo tengo un amigo además de una persona que en cierta forma depende de mí. El hijo tiene hijos y yo me convierto en abuelo. Uno de mis colegas ha sido ascendido y ahora tengo un amigo en un puesto de influencia. Mi mujer se ha sacado el doctorado; ahora tengo una compañera del mismo nivel profesional que yo y tenemos que establecer nuevas relaciones laborales y familiares debido a las oportunidades que empiezan a surgirle a ella.

A veces estas transiciones no son tan buenas. Una mujer se da cuenta de que su hijo es adicto a la heroína y tiene que aprender a expresarle su amor de otra manera. La mujer de un amigo que le deja para empezar otra relación y él tiene que establecer una relación distante pero respetuosa con ella y con sus hijos, a los que no puede ver tan a menudo. Mi madre se está haciendo mayor; tengo que olvidar los problemas de la infancia y encontrar la paz para que ambos podamos seguir con nuestras vidas juntos. Cada una de las transiciones de este segundo grupo parecen menos felices que las anteriores, pero debemos enfrentarnos a los cambios negativos exactamente igual que a los positivos. Cómo respondemos a las elecciones importantes a las que nos enfrentamos determina la calidad de la que será nuestra vida tras la transición. Si negamos los cambios y luchamos contra ellos, tendremos un mal divorcio, una relación parental desastrosa o una mala relación con un progenitor que envejece.

Si aceptamos los cambios de la otra persona (la ex mujer de mi amigo se ha convertido ahora en una amiga no muy cercana y la mujer con el hijo adicto se ha dado cuenta de que él ahora necesita su ayuda de otra forma), tendremos la oportunidad de construir una nueva y fructífera relación que enriquecerá las vidas de ambas personas. Todas las transiciones por las que pasamos como resultado de los cambios en las vidas de otras personas, tanto las felices como las tristes, nos vienen impuestas. Es cierto. Así es la vida. Si un ser querido tiene que empezar a vivir con el Alzheimer, la relación que construyamos con esa persona saldrá de una de estas transiciones. Podemos elegir si queremos que este cambio haga desgraciados a todos o intentar sacarle el mayor partido posible. Incluso podemos hacer algo mejor: podemos mejorar nuestras vidas respondiendo ante el cambio y llevando la transición de una forma positiva.

La persona que acaba de descubrir que tiene Alzheimer es la misma persona que era el día anterior. Al principio puede que se preocupe por el futuro, por cómo va a vivir con esa enfermedad tan aterradora. Necesitará amigos e información para comprender lo que le ocurre y lo que puede ofrecerle el futuro. Según vaya viviendo con la enfermedad, cambiará aún más (igual que cuando envejecemos, pero más dramáticamente). No importa lo que estemos pasando, siempre necesitaremos amigos y seres queridos con los que construir relaciones. Construir es una palabra que indica un proceso continuo. Fuera cual fuera nuestra relación con el otro (marido-mujer, padre-hijo, hermana-hermano, amigos...), hay algo que se cumple siempre: la relación no va a ser la misma. Habrá que construir una nueva.

La persona que vive con el Alzheimer que antes usted quería dentro de su relación de padre o madre, marido o mujer, hermana o hermano e incluso, en casos raros, como hijo, ahora se está convirtiendo en una persona nueva a la que tiene que aceptar y aprender a disfrutar con ella. Todos los cambios felices tienen un toque de tristeza y viceversa. La tristeza y la felicidad son dos lados de la misma moneda cuando se descubre que una persona que amamos tiene Alzheimer. Es esencial para la felicidad de todos, por no decir para su supervivencia, que ambos sigan viendo también la parte buena, no solo la mala, según vaya progresando la enfermedad y la relación continúe cambiando.

Es fácil decir: ¡Olvide a la persona que era antes! ¡Abandone la imagen que tenía! Pero es muy difícil de hacer. Hay varias razones por las que es duro y todas deben abordarse como si la transición fuese algo positivo. La imagen que usted tiene de la persona que quiere es la de una persona en la que ha invertido mucho amor y mucho cariño, una persona con la que ha compartido muchas otras transiciones vitales e incluso también un compañero con el que esperaba envejecer (si se trata de un cónyuge o un hermano) o disfrutar tanto en una etapa posterior de la vida como lo hicieron en una anterior (si la relación es de padre-hijo). ¿Cómo se puede dejar a un lado todo eso?, es la pregunta inevitable que nos hacemos. La primera respuesta que puedo darles es que no hay por qué hacerlo. La persona que vive con el Alzheimer todavía mantiene muchas de las experiencias y características que la han hecho quien es. La única diferencia es que no puede recuperarlas y expresarlas de la misma forma. Lo que sí deberá desterrar cualquiera de sus allegados es la imagen irreal que todavía tienen en la mente de la persona que desearían que fuera. Todavía tiene consigo todas las experiencias pasadas tras toda una vida juntos, pero el futuro ya no es el que nadie soñaba que sería. Duele renunciar a los sueños que todos tenemos sobre cómo será nuestro futuro. Los seres queridos tendrán que reemplazar esos cuentos de hadas que han alimentado durante tanto tiempo por nuevos sueños basados en la realidad.

Puede que se produzcan presiones sociales para no admitir (o incluso ocultar) que la persona ha cambiado. Las parejas tendrán amigos que los han conocido como pareja y que esperarán que, cuando vengan de visita, sean los que eran antes. Es más fácil inventar excusas poco sólidas para las lagunas de memoria de un marido que admitir que ya no es la misma persona.

La tercera razón por la que es duro abandonar la antigua imagen de la persona que se quiere es que tendemos a definirnos a nosotros mismos parcialmente desde el punto de vista de la otra persona. Nuestra relación con nuestro cónyuge, nuestros padres, hermanos o nuestros hijos es una parte importante de nuestra definición de lo que somos, de cómo nos vemos a nosotros mismos. Pasamos tanto tiempo luchando por encontrar una respuesta a la pregunta «¿quién soy yo?», que cuando nos vemos obligados a empezar de nuevo, todo nuestro sistema se tambalea. La imagen a la que nos aferramos no es la de otra persona; es la nuestra. Romper esa concepción necesita un tiempo que hay que dedicar a uno mismo para identificar y definir quiénes somos, sin incluir la imagen de la otra persona como era antes o como nos gustaría que fuera ahora.

Bill Keane, colega, amigo y mentor en los asuntos que tienen que ver con el Alzheimer, que formó parte durante varios años de la junta de la Asociación Nacional del Alzheimer, cuenta a menudo una historia conmovedora sobre sus padres que deja claro lo conscientes que son las personas que viven con el Alzheimer de la necesidad de aceptación de su transición hacia la enfermedad. Cuando su madre empezó con el Alzheimer, él cuidó de ella personalmente durante muchos años. Cuando al final tuvo que llevarla a una residencia, la visitaba todos los días y le llevaba galletas, su perfume favorito, le daba un abrazo o le ofrecía una sonrisa. Siempre describía la relación maravillosa y llena de amor que había conseguido desarrollar con su madre. Pero, por otro lado, ella se fue distanciando poco a poco de su padre (su marido), que amaba a su mujer, pero que no era capaz de aceptar su enfermedad. Ella debía notar que el padre de Bill pensaba que su vida se había terminado cuando se enteró de que ella tenía la enfermedad de Alzheimer, y se fue alejando emocionalmente de él. Según dice Bill, ella sabía en el fondo que su marido nunca había llegado a aceptar a la persona en la que ella se había convertido por la enfermedad. Bill contaba que él sabía que eso era exactamente lo que sentía su padre porque «no dejó de renovar el carné de conducir de mamá hasta su muerte». Y ella lo había deducido de alguna forma. Una de las razones fundamentales para aceptar de buena gana, incluso con alegría, los cambios que trae la vida con el Alzheimer es que con ello le haremos saber a la persona que queremos que seguimos queriéndola igual.

COMENZAR UNA NUEVA RELACIÓN

Una nueva relación comienza siempre dejando ir y aceptando el cambio. Es difícil y hace falta práctica; práctica prestando atención, observando, escuchando.

Hay que hacer un verdadero estudio del carácter humano, no una recopilación sobre la marcha de impresiones o pensamientos ocasionales. El cuidador de alguien que vive con el Alzheimer que desee realmente construir una relación positiva basándose en lo que descubra, deberá tomarse esta tarea en serio y llevarla a cabo con total rigurosidad.

Siga estos pasos para descubrir a la persona que hay en el interior de su ser querido:

1. Lleve un registro por escrito.
2. Tome notas.
3. Anote sus observaciones sobre los comportamientos que ve.
4. Marque de alguna forma las cuestiones que quiere estudiar con más detenimiento para volver a ellas más adelante.
5. Apunte la hora del día y el día de la semana.
6. Describa el entorno físico y el contexto social de cada observación.
7. Haga fotos digitales de las actividades, interacciones o el contexto físico.

El objetivo de todo esto es a la vez simple y tremendamente complejo: descubrir lo que hace única a la persona que vive con el Alzheimer. Lo que antes le gustaba o no le gustaba, sus experiencias (los éxitos y los fracasos, los logros, las aficiones, las aptitudes y los sueños) siguen estando ahí. Pero el pasado ya solamente es un contexto para comprender mejor a la nueva persona. Combinando ese conocimiento con lo que ve ahora, podrá descubrir a la nueva persona que va a empezar a conocer.

Permanecer presente para la persona permite descubrir sus habilidades y aptitudes presentes, no las que tenía antes ni las que desearíamos que tuviera. Se dará cuenta de que algunas se han visto reducidas en comparación con los viejos tiempos, por ejemplo las cognitivas. Pero otras habrán mejorado, como los conocimientos emotivo y emocional. Puede que la persona que conoció fuera excepcional en la multitarea, pero la nueva persona se centra mucho mejor en una persona o tarea en concreto.

Irá descubriendo lo que la hace feliz: ir pascando de la mano, caminar por el jardín, ir de compras, los animales, los niños y las viejas películas (sobre todo las de amor). Y también lo que le pone triste: cuando se acuerda de su esposa con tristeza porque murió hace algunos años, cuando piensa en los amigos que perdió en la guerra hace mucho tiempo o cuando usted se va después de hacerle una visita.

Basándose en sus observaciones de la persona y de usted mismo, podrá empezar a construir una nueva relación que tendrá muchas dimensiones. Las siguientes acciones pueden ayudarle a que esa relación sea positiva:

— *La forma de decir hola.* Siéntese a su lado, déle la mano, mírela a los ojos y dígale: «Hola mamá. Soy tu hija Miriam. Me gusta que hablemos de Oakland, el lugar donde naciste». No diga solamente «Hola mamá» al entrar como hacía antes.

— *Temas de conversación.* Háblele de cómo ha ido su día y comente lo que sepa del suyo. Conversen de deportes, política, sobre la familia, el pasado, el tiempo que han pasado juntos, el trabajo al que se dedicaba o cualquier cosa que surja. No se siente en silencio esperando que aparezca un tema de conversación, porque no surgirá de la nada.

— *El ritmo de los encuentros o visitas.* Comience cada visita hablando animadamente de las cosas que ha hecho ese día y vaya bajando el nivel de energía hasta que sea la hora de irse. O hable con calma todo el tiempo que esté allí y después intente centrar su atención en otra cosa para finalmente salir silenciosamente. No espere que sea la persona que vive con el Alzheimer la que dicte el ritmo del encuentro.

— *Lleve imágenes para comunicarse con ella.* Lleve fotografías, trofeos de la infancia, recortes de periódico de acontecimientos importantes en su vida, un vídeo de la familia o el periódico del día para contarle lo que pasa en el mundo.

— *Rodee a la persona de cosas conocidas.* Asegúrese de que en el lugar en el que esté haya cuadros que le resulten familiares y hable de ellos con la persona. Que la colcha de la cama sea una que conoce. Es un estimulador de la memoria. No le compre muebles o ropa nueva para hacerle sentir mejor; puede que eso funcione con usted, pero no con las personas que viven con el Alzheimer. Ponga atención en que tenga acceso fácil y directo a la silla o sillón donde se sienta siempre.

— *La forma de organizar la casa o la habitación.* Simplifique la organización de la cocina para que le resulte menos confusa y pueda hacerse una comida sencilla sin ayuda. Mueva la mesita del café del salón para poner su sillón favorito justo delante de la ventana, para que no se tropiece con la mesa y se haga daño en la rodilla cuando quiera llegar hasta su sillón y para que pueda ver claramente la calle cuando esté allí sentada. Ponga muchos objetos que estimulen su memoria en su dormitorio.

— *Las cosas que hacen juntos.* Cree oportunidades para hacer cosas juntos, no espere que surjan solas. Tome la iniciativa y sugiera dar un paseo por el jardín o por la calle. Proponga llevarla a la heladería y comprar un cucurucho. O salgan por ahí a cenar.

— *Los actos culturales a los que asisten.* Vayan regularmente al museo que frecuentaba antes. Compre entradas para la ópera para ambos. ¿Y el circo? ¿Le gustará? Si cree que sí, compre entradas y disfrútenlo. ¿Y visitar el museo histórico local donde hay fotos de la ciudad de cuando era joven?

— *La secuencia de las cosas que hacen juntos.* Decida cómo van a pasar el tiempo juntos. No lo deje todo al azar. Planee una secuencia, por ejemplo sentarse juntos un rato, después salir, dar un paseo en coche, parar para tomar un aperitivo y después volver a casa. O ponerse el abrigo y salir directamente y sentarse un rato a conversar después, justo antes de irse. No espere que las cosas ocurran por sí solas.

— *La forma de decir adiós.* Decida si cuando se vaya le va a explicar adónde va y cuándo va a volver. Si quiere hacerlo, descríbale todo eso de una forma sencilla. Si está en un alojamiento colectivo, cuando usted se vaya intente que se quede entretenida con otra actividad con alguna otra persona antes de irse. Si esto funciona, sincronice el momento de irse con alguna cosa que le interese. Entonces, cuando todos estén cómodos, prepare las cosas que tiene que llevarse consigo, cójalas y diga despreocupadamente: «Adiós, mamá» mientras sale por la puerta.

— *Dejar rastro de su visita.* Piense qué quiere dejar allí tras su visita. Mi colega Cameron Camp sugirió este detalle: si su madre solía tener un libro de visitas en su casa, usted puede poner uno en su habitación, uno con una portada colorida y llamativa. Cada vez que vaya a verla, escriba su nombre, la fecha y la hora y una anotación de lo que hicieron juntos. Si eso le parece demasiado formal, cuelgue un calendario grande de la pared y haga una marca cada vez que vaya a verla.

Aunque algunos de estos principios pueden aplicarse a cualquier tipo de cuidadores, cada uno debe adaptarse según la relación que se tenga con el enfermo: familiares, socios profesionales, etc.

9

UNA CALLE DE DOS DIRECCIONES

Por qué el cambio personal es vital para un tratamiento eficaz

La medicación no es un sustitutivo de los cambios en las cosas que ocurren en el entorno de la persona o en la forma de responder de sus cuidadores.

NANCY MACE Y PETER RABINS

SER un acompañante durante todo el viaje que supone el Alzheimer requiere algo más que solo observar cómo los demás «tratan» la enfermedad. Un acompañante en el viaje tendrá que convertirse en parte del tratamiento no farmacológico de su ser querido. Y el cambio personal es parte de ese tratamiento.

El trabajo del cuidador empieza con la construcción de una nueva relación basada en la anterior. Una característica definitoria de la nueva relación es que será codependiente de forma mutua. Cuando se aplica el término «codependiente» a los lazos emocionales normalmente se refiere a un excesivo sentimiento de dependencia que una persona tiene con respecto a otra; esa persona siente que «no puede vivir» sin la otra. Pero una persona que vive con el Alzheimer realmente necesita a la otra persona y, por tanto, también necesita que su cuidador mantenga la mayor calidad de vida posible. Al mismo tiempo, el cuidador necesita que la persona con Alzheimer sea consciente de lo que el cuidador aporta a la relación.

Cualquier persona reconoce la necesidad en las personas que le rodean. Se trata probablemente de una conexión inherente que la liberación de la oxitocina activa en el cerebro. Cuanto más sensible

a las expresiones emocionales es un persona (y las personas que viven con el Alzheimer son especialmente sensibles a ellas gracias a
su amígdala sana), mejor responderá ante las necesidades de los demás. Una persona que vive con el Alzheimer será un participante
activo en cualquier relación de cuidado mutuo (si su cuidador sabe
cómo abrirse y dejarse cuidar).

Es probable que la relación que se va a encontrar sea una entre
el yin y el yang en la que las necesidades del cuidador y del enfermo
y lo que se pueden dar el uno al otro son hilos que se entrecruzan.
Al principio del viaje, la interdependencia puede desarrollarse como
un contrato entre dos personas en el que se acuerda que cada uno
le dará lo que pueda al otro. Según va progresando el Alzheimer, los
intercambios planeados se van haciendo más difíciles. Todo lo que
podrá hacer usted cuando eso ocurra es darse a la otra persona. Lo
maravilloso que suele ocurrir es que la persona que vive con el Alzheimer descubre que también necesita dar (para encontrar la forma
de hacerle sentir mejor a usted, para expresar su empatía con los estados de ánimo que usted expresa y que ella reconoce, para decirle
cuánto le quiere) y responde con la parte inherente de su cerebro,
donde tiene grabada la necesidad de cuidar de los demás.

Utilice en esta relación cualquier truco o instinto del que dis-
ponga. Permanezca vigilante. Piense continuamente en los efectos
de lo que dice y hace en la relación, tanto cuando estén juntos
como separados.

— *Las emociones de la amígdala.* Pregúntele a la persona con
    Alzheimer por expresiones de sus emociones más que por
    datos cognitivos. Haga preguntas sobre cómo se siente so-
    bre algo, no sobre quién ha estado allí hace un momento o
    el nombre de alguien.
— *Estimuladores de la memoria.* En una conversación, vaya sa-
    cando todos los temas que ha identificado como estimula-
    dores de su memoria. Es posible que entre ellos esté algún
    aspecto concreto de su vida: su barrio o su trabajo, sus hijos
    y sus nietos o algún suceso de su vida… Cualquier cosa que

facilite su acceso a los recuerdos es una parte importante de su tratamiento.

— *Pistas visuales.* Fotografías que hayan compartido, recuerdos de acontecimientos importantes, títulos universitarios, medallas militares, una gorra del equipo local de béisbol... Cualquier objeto con tres dimensiones que tenga significado y que usted pueda emplear para despertar su interés o iniciar una conversación también es parte del tratamiento. No se preocupe si ante algún objeto se produce una reacción de tristeza. Lograr que tenga presentes sus recuerdos y sus emociones es el objetivo y supone un don especial.

— *Sea el iniciador de las conversaciones.* Hable sobre su día, los niños, el trabajo, qué le ha parecido una película que ha visto o un viaje que ha hecho hace poco. No espere que la otra persona se ponga a rebuscar en su memoria temas o experiencias recientes sobre los que conversar. Si es necesario que usted lleve la conversación como un monólogo, hágalo. Para ello tal vez necesite apoyarse con una lista escrita de temas de los que quiere hablar (una especie de guion).

Si alguien intenta poner en práctica todo lo que se sugiere en este libro, seguro que pronto caerá rendido de agotamiento. Una sola persona que pretenda hacerlo todo para mantener la relación y darle significado a la vida del otro necesitará más horas de las que hay en el día y más energía de la que nadie tiene. Por ello es esencial ir intentando las sugerencias una por una. O también puede pedir a otras personas que le ayuden a ponerlas en práctica.

LA RESPONSABILIDAD DEL CUIDADOR

Muchos cuidadores quieren manejar todas las situaciones solos. Creen que la relación personal que han tenido durante tanto tiempo les obliga a mantener esa intimidad ellos solos durante todo el viaje del Alzheimer. Pensar así crea una carga imposible de llevar.

Tanto si la persona que vive con el Alzheimer es un padre, un cónyuge o un hermano, mantenerlo en contacto con la vida no puede ser responsabilidad de una sola persona. El título de uno de los primeros libros escritos en este campo es *El día de 36 horas,* y en él se pone de manifiesto el hecho de que, si una sola persona se ocupa del cuidado de un enfermo, tendrá que permanecer siempre vigilante y por tanto dormir tan poco que cada día parecerá mucho más largo de lo que en realidad es. Esa persona se verá obligada a permanecer medio despierta toda la noche. Literalmente nunca descansará de verdad. Si usted ha permitido que otras personas vayan abandonando las tareas de cuidado del enfermo sin haber hecho nada para impedirlo, pregúntese por qué ha dejado que ocurra eso.

Probablemente tendrá varias buenas razones. Una de las razones por las que una persona (normalmente, un cónyuge) se convierte en el único cuidador de la persona enferma es la culpa que siente por haberlo abandonado en un momento de necesidad. Un proyecto de investigación australiano que pretendía comprender mejor las percepciones y las actitudes de los cuidadores familiares estudió a veinte cónyuges de personas que vivían en una residencia. Se les preguntó cómo se sentían con respecto a que su cónyuge tuviera que vivir allí. Diez de las personas estaban en la residencia por enfermedades no relacionadas con la demencia, por ejemplo algún tipo de cáncer. Los otros diez sí que sufrían demencia y había llegado allí porque su cónyuge ya no podía cuidar de ellos en casa. Los sentimientos que expresó el primer grupo eran de tristeza y desesperación. Los miembros del segundo grupo, los que tenían a un cónyuge en la residencia por el Alzheimer, expresaron todos una emoción diferente: culpa. Cuando los investigadores fueron un poco más allá, descubrieron que los cónyuges creían que estar en una residencia por un cáncer o una cadera rota era natural y, si habían tenido algo que ver con la decisión del traslado a esas instalaciones, creían que habían hecho lo correcto. El otro grupo se sentía culpable, no porque no podían hacer suficiente, sino porque sentían que habían roto sus votos matrimoniales; habían prometido cuidar de la persona con la que estaban casados «hasta que la muerte nos separe» y ahora sentían que, al no poder cuidar de su cónyuge, habían roto su promesa. Ningún cónyuge del segundo grupo podía ver el paralelismo entre la destrucción de un órgano como el hígado, el páncreas, la piel o los pulmones, y la destrucción de otro órgano, el cerebro, que produce la enfermedad de Alzheimer. Veían al cáncer como una enfermedad física, pero al Alzheimer como una enfermedad mental que deberían poder cuidar en sus casas.

Es importante recordar que la enfermedad de Alzheimer es una enfermedad orgánica del cerebro y que compartir las tareas propias del cuidado del enfermo con otros es mantener esa promesa, no romperla.

El mismo complejo conjunto de sentimientos entra en juego cuando una persona promete no meter nunca a la persona que quiere en «un asilo». Los asilos de antes, esos agujeros negros en los que la gente desaparecía y nunca más se volvía a saber de ella, puede que todavía existan en algún lugar, pero en la actualidad hay lugares maravillosos en los que una persona con Alzheimer puede vivir perfectamente y en los que su cónyuge puede ser parte de su vida y su tratamiento durante el resto de sus vidas. Esos lugares no son los «asilos» en los que se estaba pensando cuando se hizo la promesa de no «meterle nunca en un asilo».

Una vez tomada la apropiada y necesaria decisión de que otros miembros de la familia compartan la responsabilidad de ser cuidadores, la confrontación resultará inevitable. El conflicto se convertirá probablemente en parte de cualquier conversación sobre el enfermo con un hijo adulto (sobre todo si se trata de un progenitor con el que no ha tenido una buena relación) o con familiares cercanos que vivan lejos de los que necesitan ayuda. En estos tiempos las familias están muy dispersas: un padre que vive en Nueva York puede tener un hijo en California, una hija en París y otro hijo en Montreal. Si la madre llama a sus hijos, o uno de los hijos llama a sus hermanos que viven lejos para hablar sobre los cambios que están sucediendo en la vida de su padre, el pariente que está físicamente lejos normalmente dirá que las diferencias en el comportamiento del padre no son tan importantes y que la persona que llama o escribe está exagerando. «Seguro que puedes con ello tú solo. Acabo de estar de visita y estaba bien», es lo que argumentarán. Los familiares pueden inventar un millón de excusas para evitar verse involucrados. Las dos principales son la definición de la situación y el dinero.

— *La definición de la situación.* La única forma de saber lo que realmente pasa con una persona que vive con el Alzheimer es estando con ella. Nadie puede comprender una experiencia tan profunda (tanto su parte buena como su parte mala) desde la distancia. Si usted consigue que cuando la otra persona esté de visita todo se vea lo más normal, cómodo y tranquilo posible, los que vienen de visita asumirán que todo va bien. Si deja que las cosas se le vayan de las manos (incontinencia, ira, distracción, agitación), las visitas pensarán que usted no está cuidando bien al enfermo. Es imperativo que cada cuidador encuentre la forma de que otros miembros de su familia comprendan cómo es la situación en realidad.

— *El dinero.* Durante todo el progreso del Alzheimer, sobre todo ya muy avanzada la enfermedad, cuesta mucho dinero apoyar a una persona enferma y a su cuidador. Solo para poder tener un momento de descanso en casa es necesario pagar a una persona para que, como mínimo, esté con el enfermo. También está el coste de los taxis para reemplazar el coche que no puede conducir y el de las personas que tienen que arreglar las cosas de la casa que «él» solía arreglar. Todo se vuelve más caro. Si una familia decide que un programa especializado en Alzheimer en una residencia asistida es lo que mejor le vendría al enfermo y a su cuidador, los costes serán aún mayores y se irán comiendo los ahorros de la familia. Cuanto más alejados de la situación estén los miembros de la familia, menos comprenderán el coste real de la salud mental del cuidador, algo que nadie se puede permitir perder. Los conflictos por el dinero entre los miembros de la familia se dan muy a menudo.

No es fácil dejar entrar extraños en la vida de uno, pero a veces la carga de no hacerlo es demasiado grande. Hay muchos profesionales preparados para ayudar, tanto en casa como en un alojamiento comunitario.

— *La Asociación del Alzheimer.* Las asociaciones locales suelen tener una línea de ayuda en la que una persona (no un sistema de buzón de voz automático), normalmente un voluntario con experiencia con el Alzheimer, responde preguntas y recomienda a las personas que llaman otras que podrían ayudarle. La Asociación del Alzheimer también organiza grupos de apoyo en los que las personas que están tanto en las primeras fases de la enfermedad como en fases posteriores pueden compartir preguntas y preocupaciones con los demás. También los cuidadores tienen la posibilidad de contar sus historias. Asimismo, es común que haya cursos y conferencias en los que tanto la persona con Alzheimer como su cuidador pueden obtener información útil.

— *Grupos de apoyo para los cuidadores de las personas que viven con el Alzheimer.* Los grupos de apoyo que se ofrecen en hospitales y otros centros comunitarios proporcionan mucho más que apoyo mutuo: los cuidadores pueden expresar sus frustraciones, expectativas, miedos, alegrías, decepciones y dones rodeados de otros que les ayudan a llevar lo mejor posible lo que están pasado, a planificar los siguientes pasos y a ver los aspectos positivos de cada situación.

— *Grupos de apoyo para personas que están en una fase temprana de la enfermedad en los que pueden participar también los cuidadores.* Al principio del viaje, tanto la persona que acaba de saber que va a tener que vivir con el Alzheimer como su cuidador, pueden compartir sus esperanzas y sus decepciones con otras personas en la misma situación. Si el líder del grupo de apoyo es hábil y se preocupa por los participantes (la mayor parte de ellos son así), estos pueden aprender, debatir e incluso distanciarse lo suficiente de la situación inmediata para poder ver lo bueno y lo malo, lo alegre y lo trágico, de la situación en la que viven.

— *Profesionales del cuidado geriátrico.* La tarea de estos profesionales es comprender la situación de la familia e identificar y proporcionar la ayuda necesaria, sobre todo si el cuidador o la persona que vive con el Alzheimer es una persona de edad avanzada. La ayuda puede proporcionarse en forma de ponerles en contacto con un abogado que pueda arreglar sus asuntos financieros, con una organización que les proporcione un transporte apropiado para ir a algún lugar o buscar un alojamiento colectivo que se ajuste a las necesidades del cuidador y de la persona enferma.

— *Profesionales médicos con experiencia en el tratamiento del Alzheimer.* Para las personas que empiezan a hacerse a la idea del hecho de que ellos mismos u otra persona cercana tienen que vivir con el Alzheimer (o incluso si la persona lleva un tiempo en esta situación), siempre surgen cuestiones médicas que hay que ir abordando. Un médico con experiencia en el tratamiento del Alzheimer puede servir de ayuda para comprender la biología de la enfermedad, así como para decidir qué fármacos debe tomar, si es necesario. Los verdaderos expertos también podrán aconsejar sobre los tratamientos no farmacológicos. Además, las pruebas médicas pueden identificar otras enfermedades reversibles que presentan síntomas relacionados con la demencia, por ejemplo la anemia, la depresión o una enfermedad tiroidea. Es imperativo descubrir si se presenta una de estas enfermedades para tratarla inmediatamente.

— *Profesionales de la salud con experiencia en el tratamiento del Alzheimer.* Otros profesionales de la salud como psiquiatras, enfermeras o neurólogos también pueden ayudar de la misma forma que otros médicos, siempre que tengan un conocimiento amplio y específico de la enfermedad de Alzheimer, sus dinámicas y los tratamientos farmacológicos y no farmacológicos disponibles.

— *Los profesionales de la salud en los alojamientos colectivos.* Aunque no esté previsto que la persona se traslade a un alojamiento colectivo como una residencia común o una asistida, los profesionales de la salud y de otro tipo que trabajan en estos lugares tal vez puedan escuchar y ofrecer algún tipo de consejo.

PROGRAMAS DE TRATAMIENTO RESIDENCIALES O BASADOS EN RECURSOS OFRECIDOS POR LA COMUNIDAD

Los programas residenciales o los ofrecidos por la comunidad en la que viven pueden servir de ayuda a los cuidadores y a las personas que viven con el Alzheimer temporalmente durante el progreso de la enfermedad. La información sobre estos programas es esencial una vez que los cuidadores se dan cuenta de que no pueden hacerlo todo solos y que intentarlo resulta estresante y perjudicial para la salud tanto del cuidador como de la persona que vive con el Alzheimer. El abanico de posibilidades de recursos comunitarios y residenciales es amplio y continuo y va desde los que están disponibles en el mismo domicilio al cuidado por parte de las instituciones.

Pero ese abanico no refleja necesariamente la progresión de la enfermedad. Puede que una persona nunca necesite una residencia o que solo viva en una temporalmente hasta encontrar un alojamiento asistido adecuado. Los hospitales pueden cubrir ciertas necesidades en las primeras fases de la enfermedad. Es posible que nunca se utilice la opción de recurrir a un programa diurno o que se utilice a menudo para darle un descanso diario al cuidador. Los programas especiales de residencias asistidas para las personas que viven con el Alzheimer pueden suponer una opción de alojamiento desde muy pronto en el progreso de la enfermedad y a lo largo del resto de la vida de la persona. Y obviamente, una residencia para enfermos terminales es una opción cuando lleguen los momentos finales.

Aunque el enfermo y su cuidador no tengan en mente aprovechar tales opciones, todas las personas que se ven involucradas en la enfermedad deberían conocer los servicios y recursos disponibles y lo que puede ofrecer cada uno de ellos. Recuerde: cuando un cuidador se cuida a sí mismo, la persona que vive con el Alzheimer también estará mejor cuidada.

El abanico de servicios comunitarios incluye:

Cuidados en el hogar y servicios de salud a domicilio. Las personas que viven en sus casas y que necesitan ayuda para hacer algunas cosas pueden contratar a alguien para que vaya a sus domicilios y les ayude como sea necesario. Eso se puede hacer de manera informal, contratando a alguien por su cuenta, o a través de agencias de servicios. También se puede buscar a un profesional del cuidado geriátrico para organizar este tipo de servicios. Si lo que necesitan es ayuda con tareas cotidianas que se han vuelto muy complicadas para la persona como hacer la compra, hacer la comida o limpiar, un asistente para el cuidado en el hogar podrá ocuparse de eso. Si la ayuda necesaria incluye asistencia con asuntos relacionados con la salud, como por ejemplo curar heridas o la administración de algún fármaco, lo indicado será un cuidador sanitario a domicilio. Si la persona que necesita ayuda padece Alzheimer, es importante que quien vaya a su domicilio tenga una formación específica en comportamientos relacionados con la enfermedad, los síntomas relacionados, así como las opciones de tratamiento no farmacológico. La persona encargada de ayudar debe estar preparada y saber lo que hacer cuando la persona que vive con el Alzheimer diga que no quiere extraños en su casa y la «despida» en cuanto llegue. Si tiene la formación adecuada para manejar tales situaciones, sabrá como establecer una relación cordial con la persona que vive con el Alzheimer y seguir con su trabajo. Si se ha contratado a una persona para que se quede por la noche, tendrá que estar preparada para permanecer despierta y no quejarse, por ejemplo, de que tiene dos trabajos y que necesita dormir. Este tipo de ayuda puede darle el descanso necesario a la persona que cuida de alguien con la enfermedad de Alzheimer, pero si no sabe cómo hacer su trabajo no sirve realmente de ayuda.

Programas sociales y médicos diurnos. Las personas que viven y duermen en sus casas pueden pasar parte del día en un lugar seguro fuera de ella en el que se entretengan con actividades de todo tipo y donde también les den una comida saludable. La decisión puede tomarla un cuidador que necesite un poco de tiempo libre, pero a la vez quiera que la persona que vive con el Alzheimer esté segura y cuidada, o pueden tomarla entre el cuidador y el enfermo. Los programas diurnos suelen ofrecer transporte desde el centro y hasta él y se basan normalmente en cuestiones sociales y médicas. Los programas sociales organizan actividades durante la mayor parte del día. Los programas médicos incluyen servicios como el recordatorio de la toma de medicinas y la ayuda con ellas, así como actividades físicas y rehabilitación. Para que la persona disfrute del tiempo que pasa en el centro, estos programas diurnos suelen incluir una variedad de actividades y ayuda con las tareas de la vida cotidiana.

Programas especiales en residencias asistidas. Algunas personas pueden decidir que vivir en un alojamiento colectivo es lo que cubre mejor sus necesidades. Es fundamental evitar confusos complejos de residencias asistidas para cualquier enfermedad y elegir los que tengan programas especiales para personas que viven con el Alzheimer. Estos programas suelen tener entornos específicamente diseñados con jardines seguros, personal formado para escuchar y dar apoyo a las personas que viven con el Alzheimer y actividades para ocupar a estos enfermos sea cual sea la fase de la enfermedad en que se encuentren. Los programas especiales de alojamientos asistidos como estos animan a los familiares a seguir siendo una parte central de las vidas de sus seres queridos, por eso pueden entrar y salir siempre que lo deseen.

Unidades de cuidados especiales en residencias. Si la persona con Alzheimer tiene necesidades físicas que requieren cuidados las veinticuatro horas del día o simplemente los familiares quieren tener la seguridad de que habrá una enfermera en el lugar donde se encuentra el enfermo a todas horas, pueden trasladarlo a una residencia. La mayoría de ellas (o al menos las que están preparadas especialmente para las personas que viven con el Alzheimer), tienen unidades de cuidados especiales (UCE) para las personas con Alzheimer o demencia. Que a alguien le hayan diagnosticado Alzheimer no es normalmente razón para que se traslade a una residencia sanitaria (o CEE, Centro de Enfermería Especializada). Pero no todas las UCE son iguales: la calidad de estas instalaciones varía mucho. Las «salas vigiladas» se distinguen de otras unidades de este tipo en que tienen las puertas cerradas con llave y conectadas con una alarma, pero no tienen ni personal formado específicamente ni programas especiales. Aunque a estas instalaciones se las denomine en ocasiones Unidades de Cuidados Especiales, no lo son. Las UCE de mayor calidad tienen personal adecuadamente formado y programas especiales. También suelen tener alguna de las características específicas que tienen los alojamientos asistidos especiales para personas que viven con el Alzheimer. Es importante evaluar la calidad de la UCE que se ha elegido una vez decidido que esta es la mejor opción para el enfermo y la familia.

Hospitales. Sobre todos en situaciones de emergencia, un hospital puede ser el mejor sitio al que ir en busca de ayuda. Una persona con Alzheimer que viva sola y que vaya pasando fases de la enfermedad sin que nadie se dé cuenta puede acabar teniendo algún tipo de emergencia: un accidente, una caída, desnutrición... Los hospitales probablemente son los mejores lugares para ir a buscar ayuda si ocurre alguna de estas cosas. Es importante asegurarse de que el personal del hospital sepa que el paciente sufre Alzheimer. Hay que decírselo en cuanto la persona llegue para que puedan dársele los cuidados especiales necesarios y para que se permita que el cuidador o amigo permanezca con el enfermo durante su estancia en el hospital para aliviarle la ansiedad, explicar lo que intenta decir el paciente y evitar malentendidos. El personal deberá tener formación específica sobre el Alzheimer para saber cómo proporcionar adecuadamente los cuidados necesarios.

Programas en instalaciones para enfermos terminales. Cuando llega el final de la vida, hay gente preparada para ayudar a la persona y a la familia a pasar por el trance. Si se elige esta opción, es fundamental escoger un programa que incluya personal especialmente formado para responder a la persona que vive con el Alzheimer.

UNA FILOSOFÍA COMÚN DE CUIDADO

Una familia que quiere contratar una niñera para que se ocupe de los niños todo el día, entrevistará a las candidatas sobre sus habilidades para el cuidado y crianza de los niños. ¿Cree que es mejor dejarles ver toda la televisión que quieren o prefiere encontrar juegos en los que puedan participar? ¿Si hace buen tiempo se quedará en casa con los niños o los sacará a jugar fuera? ¿Qué actitud tiene en cuanto a la disciplina? ¿Qué hará si un niño se cae y se hace daño en la rodilla? Los padres se asegurarán de que su filosofía y la de la persona que van a contratar sea la misma para que cuando estén fuera puedan estar seguros de que los mensajes que le dé a los niños sean los que ellos les darían.

Lo mismo puede aplicarse a las personas que viven con el Alzheimer y sus cuidadores o familiares que necesitan compartir el cuidado de la persona con profesionales. Hay varios pasos que deben seguir para elegir el profesional adecuado.

— *Definir lo que quieren.* Al inicio de la enfermedad, la persona que vive con el Alzheimer tendrá que compartir con su cuidador cuál es su idea en cuanto a su propio cuidado cuando lo necesite. Es importante hacer esto antes de salir a buscar a un profesional. No busque la opinión de los demás para saber qué camino seguir. Hablen del tipo de vida que quieren llevar y decídanlo entre el enfermo y usted. Haga las investigaciones necesarias (lea, visite, vaya a conferencias, hable con gente o vaya a los grupos de apoyo para personas en la fase temprana de la Asociación del Alzheimer) y después tome las decisiones.

— *Insista en elegir solo profesionales que tengan la misma filosofía que usted.* Hay muchas visiones diferentes de la enfermedad, todas ellas legítimas. No deje que otra persona le diga lo que tiene que creer solo porque tenga más experiencia o más titulaciones. Si el profesional que tiene delante insiste en convencerle de cosas en las que usted no cree, simplemente no lo contrate y busque otro.

— *Acuerde con el enfermo y con los profesionales las cuestiones de tratamiento y lo referente al fin de su vida.* Las decisiones sobre los tratamientos o sobre las disposiciones para el fin de la vida tienen que ser consensuadas.

— *Tratamiento.* Este libro presenta una filosofía específica para el tratamiento de la enfermedad y para las personas que viven con la enfermedad de Alzheimer. Esta filosofía incluye tanto intervenciones no farmacológicas, por ejemplo cambios en el entorno, comunicación o realización de actividades, como una selección de fármacos equilibrada dentro de un tratamiento total y coordinado. Se sugiere poner en práctica las modalidades no farmacológicas primero y emplear la medicación solo en caso de que los intentos no farmacológicos no tengan los efectos de reducción de los síntomas esperados. La familia, el enfermo y su cuidador tendrán que insistir en encontrar profesionales que compartan su filosofía, sea la de este libro u otra igualmente válida.

— *Decisiones sobre el fin de la vida.* En este libro no se expresan opiniones de carácter moral o ético en cuanto a las decisiones sobre el fin de la vida que una familia, un cónyuge o un hijo tendrán que tomar en el momento en que la persona que vive con el Alzheimer se acerque a la muerte. Sean las que sean las decisiones que se tomen, deberán incluir las creencias de la persona enferma. Los profesionales que participen de esto deberán respetar y compartir ese punto de vista.

— *Insistir en la formación específica*. El Alzheimer no es igual que la vejez; es una enfermedad que afecta a algunas personas cuando se hacen mayores. Y cuanto más mayores, mayor es la posibilidad de que manifiesten la enfermedad y muestren síntomas.

Al elegir un médico para que le aconseje, le dé un diagnóstico o para que se ocupe del tratamiento (tanto del no farmacológico como de las medicinas) asegúrese de que el médico tiene formación específica en demencia y en Alzheimer. Encontrar un especialista con el que trabajar que comparta la misma filosofía y concepto de la vida, de la enfermedad y de la muerte evita un gran dolor y mucha frustración a la persona que vive con el Alzheimer, a los miembros de la familia y a sus cuidadores.

Si piensan incluir en el tratamiento un programa basado en los recursos comunitarios (ya sea en el domicilio, durante un programa diurno, en una residencia asistida, en una residencia común, en un hospital o en un asilo), insista en conocer cómo y dónde se han formado los profesionales y los cuidadores que van a tratar con las personas que viven con el Alzheimer. No pregunte solamente cuánto tiempo han estudiado; pregunte qué han aprendido. Todo el mundo tiene el derecho y la responsabilidad de hacer esas preguntas. No permita que eviten responderle diciendo que usted no comprendería los detalles de su programa de formación.

Cualquier servicio disponible para personas mayores suele tener un servicio similar para las personas que viven con el Alzheimer. Existen servicios de cuidado a domicilio con personal formado para comunicarse con las personas que viven con el Alzheimer. Lo mismo se aplica a los programas diurnos y a los residenciales. Es importante que los cuidadores compartan su carga con personas que comprenden la enfermedad y que puedan confiar en programas e instalaciones pensadas específicamente para responder a las necesidades de las personas que viven con el Alzheimer.

En las residencias asistidas y las residencias comunes, los programas pensados específicamente para las personas con Alzheimer marcan una gran diferencia en cuanto a la calidad de vida de los residentes. Los centros especializados tendrán características de diseño específicas, como el acceso a un jardín terapéutico, y dispondrán de personal que estará contento de trabajar allí porque sentirá una empatía natural con las personas mayores que viven con el Alzheimer.

Hay algunas características básicas que no se deberían pasar por alto al evaluar la calidad de los programas para las personas que viven con el Alzheimer:

— *Cuidado sanitario básico de muy buena calidad.* Un centro de buena calidad para una persona que sufre alguna enfermedad específica tiene que cubrir también perfectamente sus necesidades básicas de salud. Si se le han recetado fármacos, es necesario que se tomen a la hora y en la dosis especificada. Si una persona puede sufrir una caída, tienen que tomar las precauciones apropiadas y seguir los procedimientos correctos para evitar un daño adicional. Comidas saludables, un ambiente bien mantenido y la implicación de los enfermos en actividades entretenidas y significativas son elementos que avalan la calidad del cuidado sanitario. Por supuesto deben diagnosticarse los problemas físicos sin tener que esperar a que la persona que vive con el Alzheimer describa sus síntomas y tratarlos apropiadamente.
— *Participación de los cuidadores.* Los cuidadores saben más de la persona que vive con el Alzheimer que ninguna otra persona. Los miembros de la familia conocen su historia y, si han logrado desarrollar una nueva relación con ella, la conocerán en ese momento mejor que nadie. El personal de

los centros de calidad sabe reconocer esto e incluye a los cuidadores en las decisiones de tratamiento y en la vida cotidiana. No solo se les permite participar incorporando su conocimiento personal al cuidado sanitario, sino que se les anima a hacerlo. Los programas de buena calidad tendrán mecanismos formales e informales para lograrlo.

— *Ser parte de la vida de la persona «tratada», no solo del «tratamiento».* Los efectos del Alzheimer son parte de la vida de los cuidadores, igual que con cualquier enfermedad crónica o discapacidad. Los cuidadores y otros miembros de la familia se ven afectados emocionalmente a lo largo de la enfermedad y se sienten nerviosos, preocupados, enfadados, se muestran poco razonables... El personal de un buen centro cuidará del cuidador además de aceptarlo como ayuda en el cuidado incluso en los momentos en los que esté preocupado y se muestre «difícil». El personal comprenderá lo que pueden hacer los cuidadores y lo que no, y les ayudarán para que hagan todo lo que puedan dentro de sus posibilidades.

No es suficiente que las personas que cuidan y tratan a un padre o un cónyuge en un alojamiento colectivo sepan que tiene la enfermedad de Alzheimer y cómo le afecta. Las personas que trabajan juntas necesitan comprender como comunicarse tanto en los buenos tiempos como en los malos. Esto significa tratar con emergencias, conflictos, cuestiones de confianza y otros asuntos importantes que afectan a la salud de todos. Una formación especial en trabajo en equipo puede encarrilar en la dirección correcta este proceso. En Hearthstone incluimos la formación de trabajo en equipo para todo el personal, con el fin de que se puedan tomar las mejores decisiones posibles para los residentes.

Si hay algo que es necesario buscar a la hora de seleccionar un grupo o una organización a la que pedir ayuda es la compasión. Cuando mi amiga y colega Robin Orr, una experta en diseño y cultura sanitaria, supo que tenía cáncer, se dio cuenta de que había caído en las garras del sistema sanitario. Después de más de un año de varias sesiones de radiación y quimioterapia, decidió hacer un ciclo de conferencias sobre lo que había notado que faltaba en el tratamiento y el cuidado sanitario: compasión. Desde que le pidieron por primera vez que hablara del tema de la compasión, hemos estado trabajando juntos para identificar qué aspecto tiene una institución en la hay compasión y cómo diferenciar un lugar en el que se muestra mucha compasión de uno que es totalmente lo contrario. Algunas de las ideas que hemos estudiado son: que se trate a los miembros del personal con la misma dignidad y respeto que a los pacientes, que se cuide a cada persona en cuerpo, mente y espíritu, que el lugar se acomode al estilo de vida de todas las personas y que la alegría y la diversión sean parte de la cultura de cuidado. Nuestro compromiso es hacer que la compasión sea un ingrediente «visible» en la salud y en la curación. Sin embargo, si lo decimos con esas palabras («Venga a vivir en nuestra residencia asistida para personas que viven con el Alzheimer porque está llena de compasión»), ya habremos perdido el efecto que buscábamos. En sus conferencias por todo el mundo, Robin ha estado buscando indicadores de compasión en la salud y la curación. Busque esos mismos indicadores cuando esté seleccionando un lugar para usted y la persona que quiere y que vive con el Alzheimer

La compasión también representa un papel importante en el cuidado de uno mismo. Encontrar formas de aligerar su carga de trabajo y emocional indirectamente no es sustitutivo de cuidar de uno mismo de forma directa. En algún punto de este viaje tendrá que enfrentarse inevitablemente a este hecho.

CUIDAR DE UNO MISMO

Las personas que cuidan de otra que vive con el Alzheimer tienden a dejar de lado el cuidado de sí mismas. Se ponen enfermas más a menudo y durante periodos más largos que las personas que cuidan.

En la filosofía occidental, el término «compasión» hace referencia a los sentimientos que tiene una persona ante una situación difícil o un problema de otra. El Diccionario de la Real Academia Española, por ejemplo, define «compasión» así: «sentimiento de conmiseración y lástima que se tiene hacia quienes sufren penalidades o desgracias».

La Biblia emplea esta palabra tanto en los Salmos como en el Nuevo Testamento: «Sin embargo, él les tuvo compasión; les perdonó su maldad y no los destruyó.» (Salmos 78, 38) y «Todavía estaba lejos cuando su padre lo vio y se compadeció de él; salió corriendo a su encuentro, lo abrazó y lo besó» (Lucas 15, 20).

Una persona compasiva sufre por otras personas que tienen necesidad o que se encuentran en problemas. La compasión extrema por otra persona puede llevar a la persona que la siente a darse a sí misma hasta el punto de caer enferma. Vivir con el Alzheimer es exigente y constante, y a menudo provoca la aparición de la compasión extrema.

El concepto de compasión en la filosofía budista hace referencia a sentimientos similares de comprensión y lástima. Pero hay una diferencia. La compasión budista describe los sentimientos que una persona tiene por todos los seres, incluyendo por sí misma. Una compasión de este tipo, la que se siente por todos los seres sensibles, llevará naturalmente a la persona a cuidar de sí misma, no a sacrificarse por otro. Eso, simplemente, no tiene sentido.

Si el cuidador de alguien que vive con el Alzheimer se pone enfermo, la persona que padece Alzheimer también sufre. Según va progresando la enfermedad, saber que hay otra persona ahí para lo que necesite hará que la persona con Alzheimer siga adelante y mantendrá su ánimo elevado. En las fases iniciales, las personas sienten que su cuidador los ayuda a permanecer conectados con la vida y la sociedad. Y en las últimas fases, el cuidador puede tener la sensación de que la persona con Alzheimer no sabe que está ahí o de que ni siquiera lo reconoce. Pero eso es muy poco probable. Puede que no sea capaz de recordar un nombre, pero su amígdala se asegura de que sienta el amor y la preocupación del otro. El cónyuge, el hijo, el hermano o el amigo de esa persona es siempre, a lo largo de toda su vida con el Alzheimer, emocionalmente importante para ella.

A continuación voy a dar unos consejos esenciales para los cuidadores cuando las cosas de ponen difíciles:

— Viva siempre dentro de sus propias capacidades y límites.
— No lleve sus límites más allá de lo que pueden ir.
— Establezca su propio ritmo de vida.
— Tenga un recurso (o dos) al que pueda agarrarse en momentos límite.
— Aprenda a decir: «Necesito ayuda».
— Aprenda a rendirse.

Vivir dentro de las propias capacidades y límites. ¿Cuántos años tiene usted? ¿Cómo está de salud? ¿Cuánto puede aguantar? ¿De cuántas personas más está cuidando: un marido, hijos, otro progenitor? ¿Tiene un trabajo en el que tenga que cumplir con cierto nivel de exigencia? Las respuestas a estas preguntas determinan cuánta responsabilidad en el cuidado y en el tratamiento puede asumir un cuidador.

Su salud depende de que viva dentro de los límites de su capacidad. A ninguno nos gusta admitir que somos mortales, falibles o humanos, ni que no podemos hacer algo que queremos hacer. Pero si no vivimos con las limitaciones que nos impone este momento de nuestras vidas, la persona que vive con el Alzheimer acabará sufriendo.

No llevar sus límites más allá de lo que puedan ir. Cuando se les pregunta cuándo van a hacer algo (buscar ayuda, encontrar otro alojamiento, ir a un grupo de apoyo), muchos cuidadores dicen: «*Todavía* no están las cosas tan mal». ¿Todavía no están tan mal? Reflexionemos un momento sobre lo que significa eso. Quiere decir que la medida del cuidador para encontrar el momento de actuar es el grado de incomodidad, sufrimiento y dolor que puede

soportar hasta que no pueda más o se ponga enfermo. Es fundamental para la salud tanto del cuidador como del enfermo, y por lo
tanto para la relación de ayuda mutua y compasión entre los dos,
que se abandone esta forma de pensar. La medida para encontrar
el momento de actuar es cuando sea mejor para la relación, lo que
significa cuando sea mejor tanto para el cuidador como para la persona que vive con el Alzheimer. Cuanto más se aguante antes de
hacer algo, más largo será el periodo del «todavía» y mayor será la
probabilidad de que algo catastrófico ocurra (como una caída o un
incendio), y de que el cuidador caiga enfermo.

Establecer su propio ritmo de vida. Según continúa el progreso
del Alzheimer de la persona, esta irá desarrollando una nueva vida
y convirtiéndose en otra persona. Los cuidadores tendrán que or-
ganizarse una nueva vida también, aunque la otra persona siga
siendo el centro de ella en todo momento. Es la única forma de
que permanezcan sanos.

Para esa nueva vida van a necesitar:

— *Nuevas habilidades.* Aprender a mantener una planificación.
  Para ello tal vez necesiten utilizar una agenda.
— *Nuevas aficiones.* ¿No quiso siempre aprender a jugar al golf?
— *Nuevos placeres.* ¿No estaba pensando en ir a nadar cada ma-
  ñana y a la ópera una vez al mes?
— *Viajes que siempre quiso hacer.* ¿Por qué no hacer un crucero
  con algún amigo?
— *Nuevos amigos.* Haga nuevos amigos, por ejemplo, gente
  que le presenten sus amigos actuales.
— *Una nueva organización.* Tal vez planificar pasar con la per-
  sona que vive con el Alzheimer las tardes y reservarse las mañanas y las noches para usted.

*Tenga un recurso (o dos) al que pueda agarrarse en momen-
tos límite.* Ser el cuidador de una persona que vive con el Alzheimer es desquiciante, por muy positivo que se sea como cuidador.

Y se pone peor según va avanzando la enfermedad. Habrá momentos en que se sienta desesperado, incluso días en los que no querrá levantarse por la mañana. En momentos como esos necesitará tener amigos o ayuda profesional que le sirvan como recursos para salir de la situación.

— *¿Con quién puede desahogarse?* ¿A quién puede abrirle su corazón y contarle sus angustias y sus miedos? ¿Con quién puede quejarse de su destino y del de la persona que quiere y que vive con el Alzheimer? ¿A quién gritarle los sentimientos «horribles» que tiene en este momento? Tendrá que encontrar a esa persona y asegurarse de que comprende, aunque solo sea en parte, la enfermedad y que el hecho de que se sienta impotente no significa que vaya a rendirse.

— *Encontrar un grupo de apoyo de personas que se ven en la misma situación.* No es suficiente estar en un grupo que está en la misma fase que usted. Es mejor si hay gente que está en etapas más avanzadas del viaje para que puedan decirle lo que debe esperar. También conviene que haya otros que estén en momentos anteriores y a quienes usted pueda orientar. En esta situación usted puede ser una persona necesitada, alguien que reciba ayuda y alguien que se la proporcione a otros al mismo tiempo.

Tan importante como ser miembro de un grupo de apoyo es la persona que lo dirige. Asista a un grupo de apoyo dirigido por un trabajador social, un administrador de algún programa, un cuidador con formación específica o simplemente alguien que le guste y en quien confíe. El director o líder es la persona que organiza la mezcla de aprendizaje emocional y cognitivo que el grupo realiza. Él o ella saben cuándo dejar que la gente se exprese y cuando expresarse demasiado puede perjudicar a otros. Un director de grupo es una persona que sabe dónde encontrar recursos adicionales (tanto otras personas como material escrito) que puedan servir de ayuda para los viajes de los participantes y que sabe escoger y diferenciar cuáles de esos recursos son de calidad. Si no le gusta el líder de su grupo, busque otro con el que se sienta más cómodo y conecte mejor con sus preocupaciones y necesidades.

Aprender a decir: «Necesito ayuda». Uno de los dones del Alzheimer es que el acto de cuidar de otro nos enseña a ser conscientes de nuestras propias fragilidades y límites. Un don relacionado es que nosotros aprendemos que también necesitamos a otros y que ellos nos necesitan a nosotros. Para cuidar de nosotros mismos todos tenemos que aprender a decir: «Necesito ayuda».

Aprender a rendirse. En este viaje siempre se llega a un punto en el que no se puede ir más allá (al menos en ese preciso momento). Usted tiene que aprender a hacer lo que pueda hacer y también a rendirse y dejarlo cuando las tareas que tiene ante usted son demasiado. Esta elocuente adaptación laica de la famosa «Oración de la serenidad» de Reinhold Niebuhr lo dice todo: «Conózcase lo suficiente para hacer lo que pueda hacer, aceptar lo que no pueda hacer, y evitar engañarse para creer que puede lograr lo imposible».

10

LOS DONES DEL ALZHEIMER

Conclusiones del aprendizaje de dar y recibir

> *Los sentimientos constituyen la base de lo que los humanos han llamado durante milenios «el espíritu» o «el alma» humana.*
>
> ANTONIO R. DAMASIO

EXISTE vida después de un diagnóstico de Alzheimer y también hay vida para el cuidador de alguien que vive con esa enfermedad. La palabra «Alzheimer» trae a la mente a muchos la imagen falsa de una persona enferma, vieja y postrada en la cama que tiene la mente ida, que olvida los nombres de amigos y familiares, y que se está convirtiendo en una persona olvidada por momentos. Esta imagen mental tan extrema se ha desarrollado porque los medios nos la muestran de esta forma a menudo y porque los que recogen fondos para poder investigar una cura para la enfermedad creen que así conmueven los corazones de la gente (y también sus bolsillos). La idea de alguien con la enfermedad yendo a un concierto o disfrutando de la visita a un museo no toca los corazones de las personas que pueden contribuir potencialmente a la causa. La imagen de la persona mayor enferma y dependiente se ha desarrollado porque las personas que viven con el Alzheimer nos asustan. Nos recuerdan que somos demasiado vulnerables a los estragos del tiempo.

Por supuesto esta imagen es falsa en su mayor parte (a menos que lo que se pretenda mostrar sea el fin de nuestras vidas, tanto si vivimos con el Alzheimer como si no). Las personas que viven con el Alzheimer pasan la mayor parte de sus vidas con un cuerpo tan sano como puede esperarse a su edad y unas mentes en funcionamiento, aunque algo más estresadas por las situaciones cotidianas que las de los demás. Y hasta el momento este libro ha descrito cómo involucrar a las personas que viven con el Alzheimer en actividades puede contribuir a mejorar sus mentes y las de sus cuidadores.

Pero hay más cosas que resultan positivas en una vida con Alzheimer. Estar siempre presente para alguien que vive con la enfermedad enseña lecciones, normalmente tácitas, profundas y a menudo sorprendentes, a los que están abiertos al cambio. Para ellos es como si estas relaciones alimentaran y sacaran a la luz «dones» personales especiales. En una relación con personas que viven con el Alzheimer todos aprendemos mucho, tanto sobre ellos como sobre nosotros mismos.

Ellen Pall, en un artículo para *The New York Times* (25 de diciembre de 2005), describe de forma elocuente cómo la relación con su padre cuando este estaba desarrollando Alzheimer mejoró su visión del mundo.

Según iba avanzando la enfermedad de su padre, él se iba centrando cada vez más en los árboles. Solía señalar árboles que veía y decir: «Mira». Y Ellen, sin saber muy bien a qué se refería, se colocaba detrás de él para ver los árboles desde su punto de vista y miraba.

Cuando ella y sus hermanos eran pequeños, su padre era un hombre amable y atento que tocaba la guitarra y les cantaba canciones *folk* antes de irse a dormir. Tras la muerte de la madre de Ellen cuando esta tenía solo siete años, él se volvió más distante y se centró casi por completo en su trabajo. «Todos estos años no hemos estado unidos. Yo deseaba desesperadamente que lo estuviéramos, pero lo veía tan frío e indiferente, tan poco interesado en nuestras vidas personales… Nunca habría dicho que él y yo estábamos unidos… hasta que llegó el Alzheimer», escribe.

Ellen empezó a sentir que había recibido el don de la relación con su padre únicamente después de que él llevara varios años viviendo con el Alzheimer. Le llevó música («una grabación de una composición rapsódica de Georges Enesco que era "la música más bella" que él había oído nunca») y empezaron una nueva relación. Él mostraba asombro, sorpresa y placer siempre que la veía y era muy amable mientras comían juntos cuando ella iba a visitarle. Ellen termina su historia describiendo el efecto que dejó en ella el interés de su padre por los árboles:

«Ahora mi padre está muerto, mi madre también está muerta y yo soy la siguiente en la cola [...]. En verano, cuando veo los árboles iluminados por el sol, moviéndose por la brisa, me quedo maravillada con su belleza. Algunas hojas centellean como monedas, otras se agitan como manos. A veces toda una rama suspira y se inclina, como un cortesano. ¡Mira, mira!».

Al ver el mundo a través de los ojos de su padre, Ellen estableció una nueva relación con él que reflejaba cómo se habían querido cuando ella era pequeña. Muchos padres e hijos nunca consiguen lograr esto; Ellen lo consiguió gracias al Alzheimer. El sobrecogimiento y la alegría que le trae a Ellen su nueva visión de los árboles es un verdadero don.

«Los dones del Alzheimer» es el título que le he puesto a una tertulia a la que invito regularmente a familiares y cuidadores. Nadie en un grupo como ese dice cosas como: «Qué contento estoy de que mi esposa (o mi madre o mi hermana) ahora viva con el Alzheimer». Todos explican que si hubiera alguna manera de volver atrás en el tiempo a antes de que el Alzheimer entrara en sus vidas, les gustaría librarse de algo así. Pero no hay forma.

El objeto de la tertulia es la forma en que cada uno de nosotros ha «mejorado» como ser humano como resultado de la relación que hemos construido a lo largo del tiempo con las personas que queremos y que viven con el Alzheimer. Esos son los dones que nosotros recibimos.

Al inicio de cada tertulia sobre los dones del Alzheimer yo cuento mi propia experiencia durante los diez o quince que he pasado con las personas de las que cuidamos en Hearthstone (lo que incluye normalmente a seres queridos de las personas del grupo).

Les digo: «Yo antes estaba muy resentido. Después de mi divorcio me enfadaba mucho porque mis hijos no estaban conmigo más tiempo y lo pagaba con mi familia, mis hijos y mis hijastros. Siempre estaba impaciente, siempre inquieto y muy pocas veces era consciente de lo que otros estaban experimentando en ese momento. Me centraba en mis propias experiencias, no en las de los demás. Para aprovechar mi vida y vivirla al máximo estaba llevando los límites de cada relación hasta el extremo.

»Según fui pasando cada vez más tiempo con personas que viven con el Alzheimer, me di cuenta de que el resentimiento y la impaciencia me estaban perjudicando. Si yo me mostraba impaciente con alguien con Alzheimer, esa persona reaccionaba cerrándose. Si estaba enfadado por cualquier cosa, ellos se enfadaban en respuesta o se mostraban ansiosos y agitados. Pero la necesidad de estar presente para todas las personas con las que me relacionaba me llevó a establecer amistades y relaciones más profundas que cuando yo me creía el centro del mundo. Con el tiempo le he ido trasmitiendo estas lecciones a mi familia. Tengo una relación llena de amor con mi mujer y con todos mis hijos, y simplemente «estar» con mis amigos o con personas desconocidas me resulta muy gratificante. Los dones que he recibido de todas las personas que viven con el Alzheimer que he conocido son los dones de la paciencia, de dejar a un lado la ira y de la satisfacción de estar presente para los demás; simplemente estar con otra persona en su propio espacio, sea quien sea la persona».

Mucha gente me ha contado los dones que han recibido de la gente que quieren y que vive con el Alzheimer. A continuación incluyo extractos de sus historias personales sobre los «dones del Alzheimer».

El don de la apertura emocional a otros. «Mi madre está encantadoramente abierta a nivel emocional hacia mí y a los que la rodean. Cuando estoy feliz o triste, ella entiende cómo estoy antes que los demás y responde con más empatía y compasión. Sé que me quiere y estoy aprendiendo de ella a ser más abierta y cariñosa.»

El don de valorar los recuerdos. «Con discretas ayudas, mi padre va recuperando muchos recuerdos de su infancia, su familia y sus amigos. Estos parecen eternos y da la impresión de que no se están desvaneciendo. Cuanto más tiempo paso con él, más valoro esas cosas en mi vida y más enriquecido me siento. Una sonrisa de él y su mano sobre la mía me expresan su consciencia tan elocuentemente como todo un discurso.»

El don del sentido del humor. «Cuidando de mi madre con Alzheimer me he reído mucho sobre las cosas que pasan y las que ella dice. Ahora soy capaz de reírme de situaciones de mi vida que en otro momento hacían que me subiera por las paredes.»

El don de aceptar ayuda. «Siempre creí que tenía que hacerlo todo yo, que yo tenía que ser la que le diera los cuidados necesarios. Ahora puedo aceptar la ayuda de los demás. Es una bendición poder liberarme de toda la presión que he sentido y toda la responsabilidad.»

El don de cuidarse uno mismo. «Siempre pensé que yo tenía que hacer todo por todo el mundo. Ahora me doy cuenta de que si no me cuido a mí misma, no podré ayudar a mi madre. Me siento bien cuidando de mí simplemente por mi propio bienestar.»

El don de reconocer la importancia de la casa y el hogar. «Mi padre reconoce el valor del lugar donde está. Está rodeado por sus cosas, que le recuerdan su pasado y que le traen a la mente las alegrías y las penas de su vida. Cuanto más le voy conociendo ahora de nuevo y me voy dando cuenta de lo importante que es su casa para él, más valoro el tener un lugar propio.»

El don de la historias de la vida. «Mi madre a menudo cuenta mejores historias que otras personas mayores que conozco. Tiene una imaginación muy activa y recuerda bien lugares y momentos del pasado. Y le encanta tener una audiencia que aprecie sus historias. Ahora que me he dado cuenta de que la habilidad de contar historias seguirá creciendo durante toda mi vida, sin importar lo que me pase, estoy intentando mejorarla.»

El don de la paciencia. «Siempre que intento acelerar las cosas cuando estoy con mi padre, me doy cuenta de que la vida tiene su propio ritmo y que no puedo hacer nada para acelerarlo o ralentizarlo. Él me dice directamente que me relaje o se muestra preocupado. En el tiempo que paso con mi padre desarrollo la paciencia y la comprensión. Mi falta de paciencia se hace claramente patente.»

El don de disfrutar del momento. «Mi madre vive perpetuamente en el momento presente. Cuando estamos juntas yo recibo el preciado don de estar allí con ella en ese momento. El arrepentimiento por algo del pasado o las esperanzas y los miedos sobre el futuro no tienen cabida en nuestra relación. El sentimiento de estar presente en la vida permanece en mí mucho tiempo después de que hayamos estado juntas.»

El don de la autoconsciencia. «Todas y cada una de mis expresiones o movimientos cuentan cuando estoy con mi madre y sus amigos. Notan todo lo que ocurre a su alrededor y son exquisitamente sensibles a cualquier detalle o minucia. De ella he aprendido lo importante que es todo lo que hago para los demás. Cuando visito a mi madre me doy cuenta de cuánto le gusta el primer abrazo que le doy sin que tenga que decir nada, solo con su dulce y acogedora sonrisa.»

El don de ver a otros por quienes son. «Mi madre y sus amigos solo se tienen a sí mismos y a sus experiencias. Aunque todavía conservan ciertas habilidades o incluso algo de dinero, esos logros y posesiones no son nada comparados con quienes son. En el tiempo que pasamos juntos sus sonrisas, su ternura, sus sensibilidades, en definitiva, los instintos humanos básicos, son los que definen a las personas con las que me relaciono, no sus posesiones.»

El don de hacer desaparecer los problemas. «Mi madre se disgusta cuando siente que otros arrastran problemas sin resolver. Cuando voy a ver a mi madre, en el camino me voy preparando para vaciar mi mente de los problemas diarios, no importa lo inmediatos que sean. Es algo que solo hago desde que mi madre vive con el Alzheimer. No es justo que yo lleve esos problemas a los encuentros con ella, porque es muy sensible a mi estado de ánimo. Y aunque llegue a la visita con problemas sin resolver, para el momento en que me voy ya tengo la mente limpia y en paz (al menos por el momento). Ahora hago lo mismo con mis amigos y con mi familia.»

El don de la importancia de la familia. «Aunque solo tengo treinta años, el tener contacto con un amigo que vive con el Alzheimer me ha hecho darme cuenta de lo frágil y transitoria que es la vida. Ahora valoro el tiempo que paso con mis padres mucho más que antes en mi vida, sin importar lo difícil que resulte la relación a veces.»

El don de darse cuenta de que Platón tenía razón. «La mayor parte de mi vida adulta he creído que sabía lo que eran las cosas, lo que era real y lo que no. Cuando mi padre empezó a desarrollar Alzheimer recordé la clase de filosofía en el instituto en la que estudiamos los escritos del filósofo de la Antigua Grecia Platón. Uno de ellos era el *Menón*. En él, Platón describe la vida como una caverna en el centro de la cual hay un fuego que proyecta sombras en la pared a la que están encadenadas las personas. La realidad es diferente para todos porque cada persona ve sombras diferentes en la pared. Las personas no ven ni el fuego ni a sí mismos, solo las sombras siempre cambiantes. Ahora me doy cuenta de que la realidad es así. Mi padre ve las sombras de una manera y yo de otra. Y ambos tenemos razón.»

El don de estar preparado. «Nunca fui consciente de que estar preparado podía ayudar a los demás y a mí mismo. Desde que mi madre empezó a vivir con el Alzheimer he tenido problemas para que se vistiera. Siempre se disgustaba. La semana pasada saqué su ropa y la coloqué sobre la cama antes de que ella entrara en la habitación. Fue mucho más fácil esa vez. Es una lección de vida.»

El don de saber que mi trabajo es un «buen» trabajo. «Cuando les doy un masaje a estos clientes siempre tienen una gran sonrisa. Les doy el don del contacto y ellos me devuelven el don de la valoración. Ambos obtenemos algo del masaje. Mi vida tiene más valor. Ha aprendido a apreciar más mi propia vida.»

El don de dejarse llevar. «Con mi marido he aprendido a estar en mi sitio y decir lo correcto. He aprendido que solo puedo hacer lo que puedo hacer, nada más. ¡Y qué importa si no puedo ir a un espectáculo o un acontecimiento al que quería ir! Saludo cada mañana sin ningún plan. Simplemente me dejo llevar, algo que nunca antes había sido capaz de hacer.»

El don de poder con lo complicado. «Nada es fácil con el Alzheimer. Todo es complicado. He aprendido con el tiempo que puedo llevarlo bien. Puedo gestionar cualquier tipo de complicación en el resto de mi vida también, cosas con las que nunca había podido.»

El don de ir tirando. «Cuando a mi marido le diagnosticaron el Alzheimer unos años atrás, decidí que simplemente me iba a centrar en ir tirando. El mes pasado fuimos en barco hasta Nueva Escocia. Estuvimos jugando al golf. Llevamos felizmente casados cuarenta y dos años. Cada día solo intento que la vida sea tan feliz como ha sido siempre. Y funciona.»

El don de una mayor sensibilidad. «El Alzheimer me ha abierto una ventana hacia una parte de mi madre que en el pasado estuvo oculta la mayor parte del tiempo. Ahora puede mostrar la parte más cariñosa de su naturaleza. Hay menos conflictos entre nosotros. Siento que puedo ser más cariñoso con ella. Y me he vuelto más abierto no solo con ella, sino también con mi familia y mis amigos.»

El don de dar. «Siempre fue difícil agradar a mi padre, no importaba lo mucho que lo intentaras. Ahora tiene esa "sonrisa del momento que lo significa todo" y así sé cuándo está contento con algo que he hecho por él y puedo dar más cosas de mí y con más libertad.»

El don de la comunidad. «Venir a visitar a mi madre es muy divertido porque todas las personas que hay aquí me responden de manera alegre. Cada persona de la comunidad tiene sus características únicas. Y eso es maravilloso tanto para mí como para mi madre.»

El don de la propia humanidad. «He aprendido a dejar ir mi propia realidad: yo creía que "mi casa" era especial y que mi visión de lo que era bello era la correcta. Pero no. Es la belleza de los demás la que importa. A las personas que viven con el Alzheimer no les importas tú como individuo. No te piden el currículum cuando te ven. Todo lo que quieren es una sonrisa y una mirada amable y cálida. Notan muy rápido la hipocresía. Tu humanidad es lo único que les importa.»

El don de los lazos emocionales. «Con las personas que viven con el Alzheimer siempre tienes la poderosa sensación de que haces lo que hace falta para mejorar sus vidas. No es una cuestión de pensar en lo que se debe hacer o de adivinar lo que necesitan. Simplemente lo sabes. Es inmediato. En vez de cargar con equipaje emocional, descubres tus propios lazos emocionales.»

El don de escuchar. «Las personas solo quieren que se las escuche. Es como si te sacaran de una reunión tensa para atender una llamada. Te da la posibilidad de hacer una limpieza energética, de volver a centrar tu chi (un tipo de energía virtual). Puedes reagrupar tus pensamientos y energía y volver a entrar en la reunión con una actitud mejor. Así es estar con mi madre. Me escucha muy bien y yo a ella también. El resultado para mí es que siento que me he limpiado la energía.»

El don de aceptar la muerte. «Siempre queremos "arreglarlo" todo, pero hay algunas cosas que no se pueden arreglar. El verdadero don que yo he aprendido a darle a mi madre es la fuerza para enfrentarse a la muerte. Al aceptarla como es, sin sentir miedo ni alarma, ella se encuentra en paz. Y yo también.»

El don de crecer. «Para poder aprender a convivir con la enfermedad y adquirir nuevas formas de estar con mi madre, primero tuve que crecer emocionalmente, espiritualmente y mentalmente. A partir de este crecimiento gané esperanza y la creencia de que tengo la oportunidad de volver a crecer algún día.»

El don del «nosotros». «Es muy difícil ser solo "yo" cuando estoy con mi madre. Si no estoy conectado con ella cuando estamos juntos, nos perdemos el uno al otro. Ella está centrada si yo también lo estoy. Tengo que abandonar el "yo" y convertirme en "nosotros" cuando estoy con ella, como el yin y el yang, el símbolo de la filosofía oriental. Pero en vez de la conexión entre esos dos elementos, se trata de la que hay entre el tú y el yo.»

El don de un mundo más amable. «Mi padre muestra más emoción ahora que nunca antes. Ve el mundo de forma diferente; ya no es tan competitivo ni tan posesivo. Yo estoy aprendiendo a verlo así también.»

El don del cuidado. «No he tenido hijos, así que cuidar de alguien es algo nuevo para mí. Me sitúa en un papel diferente de los que he experimentado hasta ahora. Ayudar a mi madre me ayuda a mí. Puedo cuidarla. Antes pensaba que ella siempre sabía lo que había que hacer, fuera cual fuera la situación. Pero dejé ir mis expectativas sobre quién era y lo que era antes y acepté lo que es ahora. Dejé de pensar que ella sabía lo que hacer. Mi vida ya no es "yo, yo y solo yo".»

El don de darse cuenta de que la vida es un bien precioso. «Cada día, cuando vengo a trabajar, aprendo muchas cosas de las personas que viven con el Alzheimer. Ahora tengo veinte abuelas. Todos los días consigo tocar a alguien a algún nivel. Veo a alguien que gana terreno en la forma de hacer algo, incluso aunque sea la cosa más simple. Cuando vengo al trabajo no importa si estoy de buen humor o de un humor de perros. Ahora vivo el momento. Me he dado cuenta de que no importa lo perdida que parezca una persona; sigue habiendo una persona ahí. Ahora llamo más a menudo a mi abuela. Me doy cuenta de lo valiosa que es. Aunque solo tengo veintitrés años, ya he aprendido que la vida es un bien precioso y que no darse cuenta de eso es una gran estupidez.»

El don de la capacidad. «Cuando mi madre se puso enferma, yo empecé a ser necesario y responsable de la situación. La sensación de que me necesitaba era (y sigue siendo) muy intensa. Desarrollé un sentido tremendo de la obligación y del deber. Y descubrí algo más sobre mí mismo. Nunca creí que pudiera llevar a mi madre al baño o limpiarla después de una incontinencia nocturna. He aprendido que soy capaz de hacer más cosas de las que creía.»

El don de revivir. «Desde que mi madre empezó a vivir con el Alzheimer, he revivido cosas y experiencias antiguas de forma nueva. Ahora soy más equilibrado en cuanto a ellas, más tolerante y más comprensivo. Mirar al pasado de esta forma es algo que me ocurre cíclicamente, pero ahora siempre consigo hacerlo con una sonrisa.»

El don de correr riesgos. «Mi padre me dice muy a menudo: ¡Mátame! Pero todos los días se aprende algo nuevo sobre la enfermedad. Cada día corro más riesgos como resultado de la enfermedad de mi padre. Ahora me alegro de estar vivo.»

El don de comprender la verdad básica. «Resulta muy fácil comprender a las personas. Yo no lo entiendo todo siempre, pero mi padre sí. Está ahí, en el presente. La semana pasada mi marido, que es muy nervioso, y mi padre estaban tumbados en la cama y todos nos estábamos riendo porque mi marido nos dijo que estaba preocupado por algo que se le había olvidado hacer. Entonces mi padre contestó: "No importa, ¡eso es lo que me pasa a mí la mitad del tiempo!". En otra ocasión estábamos hablando de la calidad de los cuidadores y mi padre dijo: "Aquí tienen un buen equipo. Bueno, hay veces que te gustaría estar en algún otro sitio, pero eso te pasa en todas partes". Todos nos reímos ante la forma de ver el mundo de mi padre: las verdades básicas.»

El don de valorar a los demás. «Nunca creí que acabaría cuidando de mis padres. Ni que le cambiaría la ropa a mi madre. Y no tengo mucha paciencia para organizar el cuidado de mis cuatro hijos a la vez que el de mis padres. Lo que he ganado es la apreciación del valor de los demás en mi vida.»

El don de una mente zen. «Mi relación con mi padre se ha vuelto increíblemente directa. La enfermedad ha llevado a que reduzcamos las cosas al mínimo, a un estado de gracia: la mente zen. Aunque antes lo analizábamos todo e incluso peleábamos por la forma de ver las cosas, ahora es simplemente: "¡Ay, duele!" y otro "¡ay!" en respuesta.»

El don del control. «Estoy agradecido porque mi padre y yo hemos crecido en nuestra relación. Él es una persona nueva. La persona "antigua", la de mi infancia, no era fácil. Siempre necesitaba tener el control y eso hizo que me distanciara. Ahora no le importa que yo tenga el control y a mí tampoco.»

El don de la conversación. «Cada vez que pienso lo poco que hablé con mi padre en mi vida y que ya no puedo tener esas conversaciones, las valoro más. Pienso en mis amigos y me digo apreciativamente: "¡Oh, dios mío! ¡Puedo tener una conversación con ellos!". Hace que quiera hablar más y llamar a amigos con los que no he hablado desde hace tiempo.»

El don de dar y de rendirse. «Antes de que mi madre fuera a vivir a un lugar especializado había mucha dependencia en la cantidad de apoyo que ella necesitaba que le diera. Ahora que no tengo que darle ese apoyo siento paz interior porque sé que sus necesidades básicas están bien cubiertas. Eso me ha liberado y me ha permitido ser más alegre con ella. Es sorprendente cuánto consigues cuando te rindes. Pero, aunque era mucha responsabilidad, lo echo de menos de alguna forma.»

El don del tiempo de calidad. «He ganado un mejor sentido del tiempo en mi vida. Cuando ves a las personas que viven con el Alzheimer aquí te das cuenta de que el tiempo vuela. Aprendes lo que es realmente el tiempo de calidad.»

El don de que los niños vengan de visita. «Mis hijos siempre tenían miedo a ir a visitar a su abuelo. No sabían cómo tratar su enfermedad. Algo que les resultó de ayuda, que realmente les abrió los ojos, fue la calidez que muestran el personal y las familias al tratar a mi padre y a todas las personas que están aquí. Ver eso hizo que tuvieran más ganas de venir de visita.»

EN RESUMEN: Las personas con Alzheimer nos enseñan a tener los corazones y las mentes abiertos para convertirnos en mejores personas. Lo que aprendemos, los dones que recibimos, nos ayudan no solo en las relaciones con ellos, sino también en todas las relaciones de nuestra vida.

11

ESTAR EN EL MOMENTO PRESENTE

Una meditación consciente

> *Ser feliz en el momento, con eso es suficiente. Cada mo-*
> *mento es lo que necesitamos, nada más.*
>
> MADRE TERESA

DURANTE la última década, algunos grupos de neurocientíficos se han estado reuniendo cada pocos años con el Dalái
Lama en su retiro de Dharamsala, en la India, para explorar la relación entre la ciencia occidental y la filosofía budista oriental. Tienen un interés especial en encontrar respuesta a estas cuestiones:
cómo afectan las emociones a la salud y si es posible que la meditación consciente afecte positivamente a nuestro sistema inmuni-
tario. Dentro ese intento integrado de encontrar respuestas destaca el trabajo de Jon Kabat-Zinn, un neurocientífico y profesional
de la salud que ha desarrollado una filosofía que se centra en una
práctica meditativa denominada «meditación consciente». La filosofía de Kabat-Zinn y la práctica clínica que ha establecido en la
Clínica de Reducción del Estrés del Massachusetts Medical Center de Worcester (Massachusetts) no ha dejado de adquirir importancia porque otros se han ido dando cuenta de sus impactos positivos en la salud. Como dijo el psiquiatra y escritor Daniel
Goleman: «Despojada de su contenido religioso, la meditación
consciente es simplemente un aprendizaje para tener una actitud
abierta y dispuesta a aceptar cualquier cosa que surja en la propia
mente. Este principio tan simple la hace útil como técnica para la
reducción del estrés».

Thich Nhat Hanh, un monje budista y profesor de zen, emplea una técnica de meditación guiada para ayudar a las personas a estar conscientes en su vida cotidiana. La técnica de Thich Nhat Hanh utiliza un conjunto de frases organizadas para centrar la atención basadas en asuntos críticos de las vidas de las personas. Recitar esas frases para sí mientras inspiran y exhalan el aire durante la meditación ayuda a las personas a gestionar el estrés y la cacofonía de la vida cotidiana.

Una línea y un punto representan dos formas de experimentar el paso del tiempo. La línea del tiempo, que la mayoría de nosotros experimentamos, comprende el pasado, sobre el que mantenemos muchos reproches y preguntas sin respuesta que empiezan por «¿y si…?», el presente que es siempre volátil (nunca tenemos «suficiente» tiempo) y el futuro, por el que nos preocupamos porque no podemos predecir cuál de las alternativas que pueden suceder ocurrirá finalmente. Creemos que una visión más clara del futuro nos ayudaría a tomar mejores decisiones en el presente.

LA LÍNEA DEL TIEMPO
Pasado ➤ Momento presente ➤ **Futuro**
Siempre nos movemos del pasado hacia el futuro.

EL PUNTO EN EL TIEMPO
Pasado ➤ **Momento presente** ➤ Futuro
El momento presente representa todos los momentos.

Las personas que viven con el Alzheimer tienden cada vez más a experimentar un punto en el tiempo en vez de una línea. Alguien con Alzheimer puede hablar de un pariente muerto hace mucho tiempo como si acabara de venir a visitarle. O confundir a una hija de sesenta años con una hermana de treinta. Es como si la experiencia pasada y la futura se hubieran fundido con la presente para hacerse toda una, muy parecido a la forma en que la mente inconsciente combina varias dimensiones del tiempo y el espacio cuando soñamos. El momento presente representa todos los momentos.

Las personas que meditan con frecuencia (independientemente de qué tipo de meditación practiquen) se esfuerzan por estar siempre en el momento presente. En nuestras vidas diarias, nuestras mentes están siempre llenas de pensamientos porque estamos pensando en otras cosas diferentes a las que tenemos entre manos en ese momento. Mientras fregamos los platos pensamos en una conversación que tuvimos en un momento anterior del día o en algo que queremos contarle a alguien al día siguiente. Al día siguiente, cuando estamos con esa persona, estamos pensando en las vacaciones del mes próximo. Cuando nuestros cuerpos están en un lugar y nuestras mentes en otro no experimentamos verdaderamente el momento presente. Vamos conduciendo por una calle pensando en una cita a la que tenemos que ir y de repente nos damos cuenta de que no recordamos nada específico de la calle por la que acabamos de pasar. Y cuando llegamos a la cita, nos preocupamos por cómo vamos a tratar los resultados de la reunión, de forma que no estamos realmente en la reunión; nuestros cuerpos están, pero no nuestras mentes. La meditación es parte de la mayoría de las prácticas espirituales, religiosas o de automejora. La práctica de la meditación centrada en la respiración puede llevarnos a estar cada vez más presentes en donde estamos, de forma que nuestras mentes y nuestros cuerpos estén en el mismo lugar al mismo tiempo.

Respirar es ser; sin respiración no hay ser. La experiencia más cercana que podemos tener a estar realmente en el momento presente (ese momento que se va en el mismo instante en que lo experimentamos) es ser totalmente conscientes de nuestra propia respiración. Mientras respiramos nos decimos a nosotros mismos: «Ahora inspiro» y después, siguiendo la salida del aire nos decimos: «Y ahora exhalo»; así estamos presentes ante nuestro propio ser. Esa es la experiencia más cercana a estar donde estamos, a que nuestras mentes estén en el mismo lugar que nuestros cuerpos. También es lo más cerca que podemos estar de la mente de una persona que vive con el Alzheimer.

Estar en el momento presente en la meditación suena sorprendentemente similar a la forma en que experimentan el tiempo las personas que viven con el Alzheimer. Como he dicho antes, ellos lo experimentan como un punto, no una línea. Los que ven el tiempo como una línea (lo que se considera «normal») tienen que esforzarse por olvidar los arrepentimientos que tienen sobre el pasado y dejar a un lado sus preocupaciones sobre un futuro que no pueden controlar. Pero, al mismo tiempo, animan a las personas que viven con el Alzheimer para que cambien su experiencia del tiempo como un punto buscando recuerdos pasados y pensando en el futuro. La ironía de esta situación es increíble. Y el dilema, y la contradicción, de estas «enfermedades» inversas (el Alzheimer por un lado y la ansiedad por el pasado y el futuro por otro) reside en que se unen mediante la meditación, una práctica que todos podemos hacer para tener un mejor conocimiento mutuo.

La *consciencia* y la *compasión* son dos hábitos y estados de la mente que se asocian con la práctica de la meditación. La consciencia es el estar presente ante otros (la naturaleza, los animales, nosotros mismos y la conexión entre todos ellos). Con la compasión no solo estamos presentes ante la situación en la que se encuentran otros, sino que también cuidamos de ellos como de nosotros mismos. La compasión lo abarca todo. Para las personas que viven con el Alzheimer ambos estados mentales son comunes y normales. Darnos cuenta de la existencia de estas capacidades nos proporciona paz mental y nos da perspectivas importantes para encontrar la clave de la conexión con aquellos que viven con el Alzheimer.

UNA MEDITACIÓN GUIADA POR EL ALZHEIMER

Este tipo de meditación empieza sentado en silencio en un cojín o una silla, con una mano sobre la otra, los ojos ligeramente abiertos y mirando hacia abajo, y respirando con normalidad desde el vientre. Eso si va a meditar a solas.

Los cuidadores que practiquen la meditación junto con las personas que viven con el Alzheimer serán capaces de desarrollar aún más una cercanía entre los dos. El siguiente ejercicio de respiración lleva de diez a quince minutos y, si se hace una vez al día, ayuda a relajar y a centrar tanto al cuidador como al enfermo, permitiendo así la manifestación de la consciencia y la compasión. Ambos pueden sentarse mirándose el uno al otro, con las rodillas casi tocándose y cogiéndose ambas manos. O el uno al lado del otro dándose la mano más cercana al compañero, o incluso cada uno con las manos apoyadas en el regazo, lo que les venga mejor. Tanto el cuidador como el enfermo pueden decir las palabras para sí, si ambos las recuerdan, o una de las dos personas puede decir los términos guía en voz alta. Escribir las palabras en grandes letras negras sobre una hoja de papel blanco y colocarla entre ambos ayudará a los dos a recordar la secuencia. Escojan la posición que escojan, empiecen con ambos pies en el suelo, la espalda recta, los ojos ligeramente abiertos y mirando al suelo, e inspirando y exhalando tres o cuatro veces seguidas.

Inspirar y exhalar conscientemente nos proporciona la oportunidad de recordarnos lo que somos, dónde estamos o lo que nos preocupa sin tener que pensarlo. Mientras dejamos entrar y salir el aire nos decimos para nosotros mismos «Ahora estoy inspirando» al introducir el aire en nuestro cuerpo y «ahora estoy dejando salir el aire» en cada exhalación.

La frescura de las flores. Las imágenes populares casi universalmente negativas que se tienen de las personas que viven con el Alzheimer son dañinas y obstaculizan la curación. Thich Nhat Hanh señala que, en las pinturas, Buda es retratado a menudo sentado en una flor de loto. Esto representa simbólicamente la idea de que cada uno de nosotros es ligero y fresco como una flor, no importa dónde esté. Las imágenes negativas que tenemos de nosotros mismos evitan que desarrollemos nuestro verdadero potencial. Cada vez que reemplazamos nuestra imagen negativa con una imagen de nosotros mismos floreciendo, despertamos a nosotros mismos y nuestras cualidades especiales se renuevan (algo muy importante que hacer si se está viviendo con el Alzheimer). Por ello, durante la siguiente tanda de respiraciones nos diremos «Me siento como una flor» al inspirar, y «La flor está fresca y viva» al exhalar (o simplemente «flor» al introducir el aire y «fresca» al soltarlo).

Estar aquí. El sufrimiento que sentimos al vivir con el Alzheimer, como persona con la enfermedad o como cuidador, viene del arrepentimiento por los errores que sentimos que hemos cometido en el pasado y de la preocupación de lo que nos va a ocurrir en el futuro. Conscientes de que tendremos que vivir con el Alzheimer siempre a partir de ahora, nos preguntamos: «¿Por qué no haría esas vacaciones o pasaría más tiempo con mis hijos?» o «¿qué problemas y decepciones surgirán en los próximos años?». Las personas que viven con el Alzheimer deben por ello ser principalmente conscientes de su ser en el presente, donde los arrepentimientos del pasado y las preocupaciones por el futuro no pueden abrumarles. Al inspirar sentimos el presente y nos decimos «estar» y al exhalar «aquí».

Necesitar ayuda. Los cuidadores que viven con el Alzheimer necesitan ayuda y compasión. Esta enfermedad supone más peso del que nadie tendría que soportar solo. A la vez que necesitamos ayuda externa, todos tenemos un instinto y una habilidad natural para ayudar a los demás. La compasión reúne tanto el cuidado de los demás como el cuidar de que se responda ante las propias necesidades. Para expresar esas necesidades hace falta pedir ayuda. Al pedir esa ayuda a los demás reconocemos nuestra humanidad básica, nuestra impotencia y nuestra necesidad. Al ofrecer apoyo nos sentimos fuertes, vitales y útiles porque estamos devolviendo lo que hemos recibido. Esta meditación es: al inspirar aceptamos que necesitamos ayuda de otros con una sola palabra: «Necesito» y al exhalar le ponemos voz al grito que expresa nuestras necesidades diciendo la palabra: «ayuda».

Dar amor. Vivir con el Alzheimer es solitario. Los cuidadores se sienten abandonados por las personas que quieren. Las personas que viven con el Alzheimer se sienten cada vez más aisladas en sus pensamientos y recuerdos. El amor abre tanto al cuidador como a la persona con la enfermedad para que puedan ver y sentir las nuevas emociones y capacidades que trae el Alzheimer. Ambas personas son cada vez más capaces de amar y ser amados, una capacidad a la que todos nosotros aspiramos y que puede estar activa a lo largo de todas nuestras vidas. Con el Alzheimer, los cuidadores que permanecen conectados lo logran mediante una búsqueda interior para poder decir «te quiero» y sentirlo sin reservas y sin condiciones. Siendo conscientes de la importancia del amor mutuo, decimos «dar» al inspirar y «amor» al expulsar el aire.

Seguir creciendo. Con toda esa información sobre que no hay cura para la enfermedad de Alzheimer es fácil rendirse. Pero ser capaces de vivir una vida con calidad durante el resto de nuestros días es una razón para la esperanza. Y hay otras causas para ella: saber que la forma en que las personas se hablan puede ayudarnos a evitar hundirnos en la tristeza, que la manera de organizar el entorno puede contribuir a que no nos perdamos y que la planificación cuidadosa de nuestros días puede conseguir que no suframos agitación. La última meditación nos recuerda que todavía quedan oportunidades para el crecimiento y que el Alzheimer es tratable siempre y cuando estemos determinados a mejorar nuestras vidas y seguir adelante. Recordemos esto al inspirar diciendo «Seguir» y «creciendo» al exhalar.

Al finalizar cada meditación es recomendable volver a recordarnos a nosotros mismos. Para lograr esto, al inhalar decimos: «Sé que estoy inspirando» y al soltar el aire: «Sé que estoy exhalando» (o simplemente «inspirar» y «exhalar»).

Las siguientes palabras clave sirven de guía para esta meditación:

— Inspirar-exhalar.
— Flor-fresca.
— Estar-aquí.
— Necesito-ayuda.
— Dar-amor.
— Seguir-creciendo.
— Inspirar-exhalar.

Practicar la consciencia y la compasión es la piedra angular necesaria para cruzar este pasaje de la vida que es el Alzheimer y construir relaciones llenas de vida y de amor que nos proporcionen esos dones tan preciados.

Agradecimientos

Muchos amigos, colegas y familiares han tenido un papel importantísimo en hacer realidad la idea de este libro. Les debo mi más sincero agradecimiento (por supuesto, todos los errores son míos).

A Jacqueline C. Vischer, que me convenció de que no tenía que escribir once libros, que bastaba solo con uno con once capítulos bien fundamentados.

A Sean Caulfield, cuya filosofía sobre el uso del arte como tratamiento para el Alzheimer no tiene parangón.

A Sue Blackler, que demuestra cada día que lo que se dice en este libro funciona realmente.

A Sharon Johnson, cuyos sueños para este libro son mayores que los míos.

A Dan Colucci, que probó que las ideas de este libro son herramientas prácticas que se sostienen por sí mismas en el mundo real.

A Kerry Mills, que encarna a la siguiente generación de cuidado y compasión.

A Joan Hyde, que me introdujo en el cautivador mundo del Alzheimer.

A Bill Keane, que ya practicaba la filosofía de Hearthstone antes de que Hearthstone existiera.

A Cameron Camp, cuyas ideas son tan similares a las mías que la gente piensa que llevamos trabajando juntos durante años (cosa que no es cierta).

A Paul Raia, quien, con infinita modestia, le enseña a todo el mundo lo que significa escuchar y estar presente para las personas que viven con el Alzheimer.

A Robin Orr, cuya amistad, consejos y conversación sobre la compasión me han ayudado en los momentos de duda.

A Sally Arteseros, cuyos comentarios fueron arrancándole sentido a los borradores iniciales.

A Alice Martell, que, con su dureza, vio la sensibilidad y la ternura del libro y se aseguro de que no se perdieran.

A Jeff Galas, cuyo trabajo de edición tan perspicaz convirtió este libro en una historia llena de intriga.

A Kevin Charras, cuya amistad, apoyo y conversación sobre las ideas de este libro consiguieron que aparecieran más claras para mí de lo que estaban con anterioridad.

A Cindy Barotte, que se lanzó a poner en práctica en Francia las ideas presentadas en este libro, demostrando que estos principios no dependen de las culturas.

A Anne Basting, que vive el arte y el Alzheimer y que tiene tanto con lo que contribuir.

A Mary Ellen Geist, quien, mientras cuidaba de su padre, me hizo saber lo importante que es para mí compartir mis ideas.

A Marily Cintra, que enseña viviendo una vida en la que el arte y la salud se fusionan.

A Richard Taylor, cuyo entusiasmo constante por los tratamientos psicosociales y la investigación es un camino a seguir.

A Ladi Volicer, que aporta una visión científica importante al tratamiento no farmacológico.

A Joyce Simard, cuya mente abierta y filosofía alegre sobre el viaje del Alzheimer (sobre todo cuando llega a su fin) es inspiradora.

A Catherine McBride, un verdadero modelo de excelencia, y a su marido y apoyo constante, Owen.

A Jiska Cohen-Mansfield, que comprende profundamente la relación entre el entorno y la forma en que reaccionan las personas que viven con el Alzheimer.

A John Killick, que vive los principios de este libro y hace poesía.

A Janet Reno, que me enseñó que la práctica de los principios de este libro puede requerir un profundo coraje personal.

A Cristiane D'Andrea, que vio, creyó y construyó.

A Cindy Hecht, que entiende el poder de las ideas y de difundir la palabra.

A Tanya Azarani, artista residente de ARTZ, que abrió el camino siendo la primera; a Cat Cuthillo, cuya dedicación a fotografiar los acontecimientos fue inspiradora; a Dalmoni Lydijusse, que nos enseñó que incluso una respuesta suave es una respuesta importante; y a Lauren Volkmer, cuya inmediata aceptación del programa de arte para el Alzheimer cambió mi vida.

A Gary Glazner, cuya dedicación y entusiasmo traen felicidad a todos los que toca su poesía.

A todas las instituciones que han acogido actividades de ARTZ y han ayudado a promocionar este importante concepto: el Louvre (Matthieu Decraene); el Museo de Arte Moderno de Nueva York; la National Gallery de Australia en Canberra; el Tribeca Film Institute; el Cirque Phénix; el Bowery Poetry Club; el Big Apple Circus (Paul Binder, Mike Christianson, Andrea Koppel); y el National Arts Club.

A Dianne Davis, que promueve activamente el reconocimiento internacional del programa de ARTZ para los museos.

A Julie Winter, que ha estado más que dispuesta a meditar con las personas que viven con el Alzheimer.

A Denis Phelouzat, que comprende la poesía de la arquitectura que funciona con la gente.

A Igor Tojcic, que se puso manos a la obra inmediatamente para que las ideas de este libro se pusieran en práctica en los hospitales públicos de Barnet y Londres.

A Mark Nemschoff, que apoyó generosamente la primera exposición de ARTZ.

A Henry McCance, que vio el valor de la investigación genética y del ARTZ Museum Partnership en Massachusetts.

A Wayne Ruga, que me convenció de que sin un libro la palabra resultaría inerte.

A Frank Ertola, Sheila Barnes, Irene y Myron Brenton, Wolf Goldstein y Reuben Rosen, cuyo entusiasmo y cariño nos mostraron el camino.

A la hermana Dang Nghiem, que resolvió con gracia la última frase de la meditación.

A Albert Low, que me introdujo en el poder de la meditación.

A Meredith Patterson, cuyo apoyo en Hearthstone va más allá de la gestión del cuidado geriátrico.

A Maureen Matthews, que une creatividad, cuidado y escritura de obras de teatro.

A Olivier Drunat y Joel Belmin, que lideran la filosofía del tratamiento no farmacológico en Francia.

A Michele Fremontier y la Médéric Foundation, que están luchando denodadamente en Francia.

A Jean Radvanyi y Annie Radzinski, cuyo apoyo constante e interés en mi trabajo me han ayudado a desarrollar la precisión de mis ideas.

A Ruvani Da Silva, que oyó una entrevista radiofónica en Sidney y me llamó.

A Cornelia Beck, cuya filosofía de investigación directa ha metido el tratamiento no farmacológico entre los temas cotidianos; un paso importante.

A Michelle Bourgeois, cuyo entusiasmo por todo lo que hacemos es contagioso.

A Bonnie LaMothe, que ve el futuro y está consiguiendo que ocurra.

A Cheryl y Derek Markham, que han plantado y riegan continuamente las semillas de la filosofía de *Todavía estoy aquí* en Australia.

A Jonathan Leiserach, que me recomendó que leyera *Mientras escribo* de Stephen King.

A Paul Robertson, que me enseñó que la música es demasiado precisa para explicarla con palabras.

A Sezgin Kaya, cuya curiosidad intelectual, consejos y apoyo incondicional me han ayudado inmensamente a refinar mi pensamiento.

A John Eberhard, cuyo liderazgo de la Academia de la Neurociencia para la Arquitectura (ANFA, según sus siglas en inglés) me abrió puertas importantes. Además le agradezco sus sabios consejos, que son siempre bienvenidos.

A Barry Reisberg, cuyos primeros artículos identificaron el poder de los tratamientos no farmacológicos para reducir los síntomas conductuales del Alzheimer.

REFERENCIAS BIBLIOGRÁFICAS

LIBROS Y ARTÍCULOS

Alexander, Christopher, *El modo intemporal de construir*, Editorial Gustavo Gili, Barcelona, 1981.

Arnheim, Rudolf, *Arte y percepción visual*, Alianza Editorial, Madrid, 2001.

Basting, Anne, *Timeslips: Creative Storytelling with People with Dementia*, UWM-Milwaukee Center on Aging and Community, Milwaukee, 2004.

Bayley, John, *Elegía a Iris*, Alianza Editorial, Madrid, 2000.

Calkins, Margaret, *Design for Dementia: Planning Environments for the Elderly and the Confused*, National Health Publishing, Owings Mills (Maryland), 1988.

Camp, Cameron J, «Montessori-Based Dementia Programming™ in Long-Term Care: A Case Study of Disseminating an Intervention for Persons with Dementia», en *Clinical Applied Gerontological Interventions in Long-term Care* (págs. 295-314) de R. C. Intrieri y L. Hyer (eds.), Springer, Nueva York, 2006.

Camp, Cameron J, «Spaced Retrieval: A Case Study in Dissemination of a Cognitive Intervention for Persons with Dementia» en *Geriatric Neuropsychological Assessment and Intervention* (páginas 275-292) de D. Koltai Attix y Kathleen A. Welsch-Bohmner (eds.), Guilford, Nueva York, 2006.

Changeux, Jean-Pierre, *El hombre neuronal*, Espasa-Calpe, Madrid, 1986.

Cohen, Uriel, y Weisman, Gerald, *Holding On to Home: Designing Environments for People with Dementia*, The Johns Hopkins University Press, Baltimore, 1991.

Cohen-Mansfield, Jiska, y Werner, Perla, «Environmental Influences on Agitation: An Integrative Summary of an Observational Study» en T*he American Journal of Alzheimer's Care & Related Disorders and Research*, vol. 10, n.º 1, páginas 32-39, 1995.

Damasio, Antonio R., *El error de Descartes: la emoción, la razón y el cerebro humano*, Editorial Crítica, Barcelona, 2006.

Doherty, Brian, «A Visit to Wyeth Country» en *The Art of Andrew Wyeth* de Wanda M. Corn (páginas 14-43), Little, Brown, Boston, 1973.

Ekman, Paul, *Emotions Revealed: Recognizing Faces and Feelings to Improve Communication and Emotional Life*, Times Books, Nueva York, 2003.

Emerson Lombardo, N. B.; Volicer, L.; Martin. A.; Wu, B., y Zhang, X. W., «Memory Preservation Diet to Reduce Risk and Slow Progression of Alzheimer's Disease» en *Research and Practice in Alzheimer's Disease and Cognitive Decline*, vol. 9, páginas 138-159, de B. Vellas, M. Grundman, H. Feldman, L. J. Fitten, and B. Winblad (eds.).

Gazzaniga, Michael S., *El pasado de la mente*, Editorial Andrés Bello, Barcelona, 1999.

Gladwell, Malcolm, *The Tipping Point: How Little Things Can Make a Big Difference*, Little, Brown, Boston, 2000.

Glazner, Gary, *Sparking Memories: The Alzheimer's Poetry Project Anthology*, Poem Factory, Santa Fe (Nuevo México), 2005.

Kandel, Eric R., *En busca de la memoria; una nueva ciencia de la mente*, Katz Barpal Editores, Madrid, 2007.

Killick, John y Cordonner, Carl (eds.), *Openings: Dementia Poems and Photographs*, Hawker, Londres, 2000.

Kitwood, Tom, *Dementia Reconsidered: The Person Comes First*, Open University Press, Londres, 1997.

Lawton, M. Powell, «Environmental Approaches to Research and Treatment of Alzheimer's Disease» en *Treatment and Family*

Stress: Direction for Research de E. Light y B. D. Lebowitz (eds.), Instituto Nacional de Salud Mental del Departamento de Salud y Servicios Sociales de los Estados Unidos, Bethesda (Maryland), 1990.

Leviten, Daniel J., *This Is Your Brain on Music: The Science of a Human Obsession*, Plume, Nueva York, 2007.

Lorenz, Honrad; Martys, Michael y Tipler, Angelika, *Estoy aquí... ¿Dónde estás tú?* RBA Coleccionables, Barcelona, 1994.

Lynch, Kevin, *La imagen de la ciudad*, Editorial Gustavo Gili, Barcelona, 2010.

Mace, Nancy y Rabins, Peter, *El día de 36 horas*, Ediciones Paidós Ibérica, 2004.

Mahoney, E. K.; Volicer, Ladislav y Hurley, Ann C., *Management of Challenging Behaviors in Dementia*, Health Professions, Baltimore, 2000.

McBride, Cathleen, «Setting a New Stage», boletín de la revista *Alzheimer's Association Massachusetts Chapter*, vol. 21, n.º 3, página 10, 2003.

Merton, Robert K., *Social Theory and Social Structure*, Free Press, New York, 1957.

Moberg, Kersten Uvnas, *Oxitocina: la hormona de la calma, el amor y la sanación*, Ediciones Obelisco, Barcelona, 2009.

Montessori, Maria, *El niño: el secreto de la infancia*, Araluce, Barcelona, 1968.

Nhat Hanh, Thich, *Nada que hacer, ningún lugar adonde ir*, Ediciones Oniro, 2010.

Norman, Donald A., *The Design if Everyday Things*, Doubleday/Currency, New York, 1990.

Orr, Robin, «Compassion and the Healthcare Industry», notas para la conferencia «Center for Health Design», Chicago, 2007.

Raia, Paul, «Sleuthing Troublesome Behaviors a la Sherlock Holmes» boletín de la revista *Alzheimer's Association Massachusetts Chapter*, vol. 23, n.º 2, páginas 1-7, 2005.

Ramachandran, V. S., y Blakeslee, Sandra, *Fantasmas en el cerebro*, Editorial Debate, Barcelona, 1999.

Reisberg, Barry *et al*, «Evidence and Mechanisms of Retrogenesis in Alzheimer's and Other Dementias: Management and Treatment Import» en *American Journal of Alzheimer's Disease*, vol. 17, páginas 202-212, 2002.

Rowe, John W., y Kahn, Robert L., *Successful Aging*, Dell, Nueva York, 1998.

Salzberg, Sharon y Kabat-Zinn, Jon, «Mindfulness as Medicine» en *Healing Emotions: Conversations with the Dalai Lama on Mindfulness, Emotions, and Health* de Daniel Goleman (ed.) (páginas 107-144), Shambala, Boston y Londres, 2003.

Schacter, Daniel L., *En busca de la memoria*, Ediciones B, Barcelona, 1999.

Taylor, Richard, *Alzheimer's from the Inside Out*, Health Professions, Baltimore, 2007.

Teresa de Calcuta, Madre, *Camino de sencillez*, Debolsillo, Barcelona, 2000.

Teri, Linda; Gibbons, Laura E.; McCurry, Susan M.; Logsdon, Rebecca G.; Buchner, David M.; Barlow, William E.; Kukull, Walter A.; LaCroix, Andrea Z.; McCormick, Wayne y Larson, Eric B., «Exercise Plus Behavioral Management in Patients with Alzheimer's Disease: A Randomized Controlled Trial» en *Journal of the American Medical Association*, vol. 290, n.º 15, páginas 2015-2022, 2003.

Volicer, Ladislav, «Treatment of Behavioral Disorders» en *Principles and Practice of Geriatric Medicine* de J. Pathy, A. J. Sinclair y J. E. Morley (eds.), páginas 1135-1148, John Wiley & Sons, Chichester (Inglaterra), 2006.

Volicer, Ladislav y Bloom-Charette, Lisa, E*nhancing the Quality if Life in Advanced Dementia*, Taylor & Francis, Nueva York, 1999.

Volicer, Ladislav, y Hurley, Ann C., «Management of Behavioral Symptoms in Progressive Degenerative Dementias» en *Journal of Gerontology: Medical Sciences*, vol. 58A, páginas 837-845, 2003.

Whitehouse, Peter J., y George, Daniel, *The Myth of Alzheimer's: What You Aren't Being Told About Today's Most Dreaded Diagnosis*, St. Martin's Press, Nueva York, 2008.

Zeisel, John, «Creating a Therapeutic Garden That Works for People Living with Alzheimer's» en *Outdoor Environments for People with Dementia* de Susan Rodiek y Benyamin Schwartz (eds.), Hayworth, Binghamton (Nueva York), 2007.

—, «Healing Gardens for People Living with Alzheimer's: Challenges to Creating an Evidence Base for Treatment Outcomes» en *Open Space: People Space* de Catherine Ward Thompson (ed.), Taylor & Francis, Londres, 2007.

—, *Inquiry by Design: Environment/Behavior/Neuroscience in Architecture, Interiors, Landscape and Planning*, W W Norton, Nueva York, 2006.

—, «Life-Quality Alzheimer Care in Assisted Living» en *Aging, Autonomy, and Architecture: Advances in Assisted Living* de Benjamin Schwartz y Ruth Brent (eds.), The Johns Hopkins University Press, Baltimore, 1999.

—, «Universal Design to Support the Brain and Its Development» en *Universal Design Handbook* de Wolfgang E E. Preiser y Elaine Ostroff (eds.), McGraw-Hill, Nueva York, 2001.

Zeisel, John; Hyde, Joan y Levkoff, Susan, «Best Practices: An Environment-Behavior (E-B) Model for Alzheimer Special Care Units» en *American Journal of Alzheimer's Care & Research*, vol. 9, n.º 2, páginas 4-21, 1994.

Zeisel, John y Raia, Paul, «Nonpharmacological Treatment for Alzheimer's Disease: A Mind-Brain Approach» en *American Journal of Alzheimer's Disease and Other Dementias*, vol. 15, n.º 6, páginas 331-340, 2000.

Zeisel, John; Silverstein, Nina M.; Hyde, Joan; Lawton, M. Powell y Holmes, William, «Environmental Correlates to Behavioral Outcomes in Alzheimer's Special Care Units» en *The Gerontologist*, vol. 43, n.º 5, páginas 687-711, octubre de 2003.

Zeisel, John, y Tyson, Martha, «Alzheimer's Treatment Gardens» en *Healing Gardens: Therapeutic Benefits and Design Recommendations* de Clare Cooper Marcus y Marni Barnes (eds.), John Wiley & Sons, Nueva York, 1999.

PÁGINAS WEB

— Asociación para el Alzheimer americana:
www.alz.org
— Asociación de Artistas para el Alzheimer (ARTZ *):
www.artistforalzheimer.org
— Big Apple Circus:
www.bigapplecircus.org
— Bowery Poetry Club:
www.bowerypoetry.com
— Hearthstone Alzheimer Care:
www.thehearth.com
— John Michael Kohler Art Center:
www.jmkac.org
— Tribeca Film Institute:
www.tribecafilminstitute.org

---

* «ARTZ: Artists for Alzheimer's» es una marca registrada del programa de Artistas para el Alzheimer de la fundación Hearthstone Alzheimer's Foundation.

DIRECCIONES DE INTERÉS

ESPAÑA

AFAL
ASOCIACIÓN NACIONAL DEL ALZHEIMER
www.afal.es
afal@afal.es
Teléfono: 91 3091660
Fax: 91 3091892
c/ General Díaz Porlier, 36, local
28001 Madrid

CEAFA
CONFEDERACIÓN ESPAÑOLA DE FAMILIARES
DE ENFERMOS DE ALZHEIMER Y OTRAS DEMENCIAS
www.ceafa.es
ceafa@ceafa.es
Teléfono: 902 174517
Fax: 948 265739
c/ Pedro Alcantarena, 3, bajo
31014 Pamplona

FAE
FUNDACIÓN ALZHEIMER DE ESPAÑA
www.fundacionalzheimeresp.org
fae@fundacionalzheimeresp.org
Teléfonos: 91 3431165 y 913431175
Fax: 91 3595450
c/ Pedro Muguruza, 1, 6c
28036 Madrid

ARGENTINA

A.L.M.A.
ASOCIACIÓN LUCHA CONTRA MAL DE ALZHEIMER
Y ALTERACIONES SEMEJANTES
www.alma-alzheimer.org.ar
info@alma.alzheimer.org.ar
Teléfono y fax: 54 11 46711187
Lacarra, 78
1407 Capital Federal, Buenos Aires

BOLIVIA

ASOCIACIÓN BOLIVIANA DE ALZHEIMER
Y OTRAS DEMENCIAS
Teléfono: +591 2249 4143
elvio904@gmail.com
Casilla No. 9302, La Paz

COLOMBIA

ASOCIACION COLOMBIANA DE ALZHEIMER
Y DESÓRDENES RELACIONADOS
Teléfono: +57 1 521 9401
alzheimercolombia@hotmail.com
Calle 69 A No. 10-16 Sante Fe de Bogota D.C.

CHILE

CORPORACIÓN ALZHEIMER CHILE
Desiderio Lemus 0143 (alt 1400 Av.Peru) Recoleta - Santiago
Teléfono: +56 2 7321 532
Fax: +56 2 777 7431
alzchile@adsl.tie.cl

COSTA RICA

ASOCIACIÓN COSTARRICENSE DE ALZHEIMER Y OTRAS DEMENCIAS ASOCIADAS
991-2070, Sabanilla de Montes de Oca San José 11502 2070.
Teléfono: +905 285 3919
ascada.alzcr@gmail.com

ECUADOR

FUNDACION ALZHEIMER ECUADOR
Centro Médico Pasteur
Ave. Eloy Alfaro e Italia 2do Piso. Consultorio 204. Quito
Teléfono: +593 2 2521 660
Fax: +593 2 2594 997
gmatute@uio.satnet.net

REPÚBLICA DOMINICANA

ASOCIACIÓN DOMINICANA DE ALZHEIMER
Apartado Postal # 3321 Santo Domingo.
Teléfono: +1 809 544 1711
Fax: +1 809 544 1731
asocalzheimer@codetel.net.do

EL SALVADOR

ASOCIACIÓN DE FAMILIARES ALZHEIMER DE EL SALVADOR
Villavicencio Plaza, local 2-15, paseo General Escalón y 99 Avenida Norte, San Salvador
Teléfono: +503 22 644 072
jrlopezcontreras@yahoo.com

GUATEMALA

ASOCIACIÓN ERMITA, ALZHEIMER DE GUATEMALA
10a. Calle 11-63, Zona 1 | Ave. 1-48 Zona 1 | Apto B, P O Box 2978.
01901 Guatemala
Teléfono: +502 2 320 324
Fax: +502 2 381 122
alzguate@quetzal.net

HONDURAS

ASOCIACIÓN HONDUREÑA DE ALZHEIMER
Apartado Postal 5005. Tegucigalpa
Honduras, C.A.
Teléfono: +504 239 4512
Fax: +504 232 4580
alzheimerhn@ashalz.org

MÉXICO

FEDERACIÓN MEXICANA DE ALZHEIMER
Loma Grande 2713, Int. 3. Colonia Lomas de San Francisco
Monterrey, N.L. 64710
Teléfono: +52 81 8333 6713 o +52 81 8347 4072
Helpline: 01 800 00 33362
alzheimerfedma@yahoo.com

INSTITUTO DE GERIATRÍA DE MÉXICO
Periférico Sur No. 2767, Col. San Jerónimo Lídice, Del. Magdalena
Contreras, México D.F., C.P. 10200
Teléfono: 5573 8686

PANAMÁ

AFA PADEA
Via Fernandez de Córdoba, Edificio Julimar, Primer Piso, Oficina #3
Apartado Postal 6-6839. El Dorado
afapadea@gmail.com

PERÚ

**ASOCIACIÓN PERUANA DE ENFERMEDAD
DE ALZHEIMER Y OTRAS DEMENCIAS**
Av Arequipa 3845. Miraflores, Lima
Teléfono: +511 44 20 366
asociacion@alzheimerperu.org

PUERTO RICO

**ASOCIACIÓN DE ALZHEIMER Y DESÓRDENES
RELACIONADOS DE PUERTO RICO**
Apartado 362026.
San Juan, Puerto Rico 00936-2026
Teléfono: +1 787 727 4151
Fax: +1 787 727 4890
alzheimerpr@alzheimerpr.org

URUGUAY

ASOCIACIÓN URUGUAYA DE ALZHEIMER Y SIMILARES
Magallanes 1320,11200 Montevideo
Teléfono: +598 2 400 8797
Fax: +598 2 400 8797
audasur@adinet.com.uy

VENEZUELA

FUNDACIÓN ALZHEIMER DE VENEZUELA
Calle El Limon, Qta Mi Muñe, El Cafetal, Caracas
Teléfono: +58 212 414 6129
Fax: +58 212 9859 183
alzven@gmail.com